U0886503

耳鼻咽喉头颈外科诊疗新策略

魏文忠　主编

国家一级出版社　中国纺织出版社　全国百佳图书出版单位

图书在版编目（CIP）数据

耳鼻咽喉头颈外科诊疗新策略 / 魏文忠主编. -- 北京: 中国纺织出版社，2018.11
ISBN 978-7-5180-5739-9

Ⅰ.①耳… Ⅱ.①魏… Ⅲ.①耳鼻咽喉科学—外科学②头—外科学③颈—外科学 Ⅳ.①R762②R65

中国版本图书馆CIP数据核字（2018）第280486号

策划编辑：樊雅莉　　责任校对：楼旭红　　责任印制：王艳丽

中国纺织出版社出版发行
地址：北京市朝阳区百子湾东里A407号楼　邮政编码：100124
销售电话：010－67004422　传真：010－87155801
http: //www.c-textilep. com
E-mail: faxing@c-textilep. com
中国纺织出版社天猫旗舰店
官方微博http://weibo.com/2119887771
北京市密东印刷有限公司印刷　　各地新华书店经销
2018年11月第1版第1次印刷
开本：710×1000　1/16　印张：12
字数：231千字　　定价：58.00元

凡购本书，如有缺页、倒页、脱页，由本社图书营销中心调换

前　言

耳鼻咽喉头颈诸器官在解剖结构生理功能和疾病的发生发展方面相互之间有着紧密的联系。随着现代医学的迅猛发展，耳鼻咽喉头颈外科疾病的诊断和治疗水平也取得了长足的进步。为适应当前耳鼻咽喉头颈外科的发展形势，满足广大医务工作者的需要，编者编写了本书。

本书对耳、鼻、咽、喉、头颈外科的常见疾病进行阐述，全书密切联系临床实际，对耳鼻咽喉头颈外科疾病的诊断和治疗作了简明扼要介绍，在形式上尽量采取图、表和文字叙述相结合的方式，力求做到深入浅出、图文并茂。本书的目的是指导耳鼻咽喉头颈外科医师开展临床工作，使其很快掌握如何组织和实施耳鼻咽喉头颈外科的临床诊断与治疗。希望本书的出版能对本学科的临床工作者带来些许帮助。

本书在编写过程中付出了大量的时间与心血，但由于编写经验不足，书中存在的不足之处敬请读者指出。同时，因篇幅所限，许多内容难免存在疏漏之处，敬请广大读者提出宝贵意见及修改建议。

编　者

目　　录

第一章　耳鼻咽喉头颈部应用解剖

第一节　耳部解剖要点

一、外耳

（一）耳郭肌肉

1.耳内肌　包括耳轮大肌、耳轮小肌、耳屏肌和对耳屏肌，位于耳郭前面；耳横肌和耳斜肌，位于耳郭后面。

2.耳外肌　包括耳上肌、耳前肌和耳后肌。耳郭肌肉受面神经支配。耳郭肌肉已经退化，运动耳郭的功能已经丧失，但是，耳郭肌肉对维持耳郭的位置，防止耳郭下垂有一定作用。

（二）耳郭韧带

1.耳前韧带　起自颞骨颧弓根部，止于耳轮和耳屏。

2.耳后韧带　起自乳突，止于耳郭后面的耳甲隆起。

3.耳上韧带　起自骨性外耳道上缘，止于耳轮棘。

（三）耳郭神经

耳郭的神经支配复杂，有来自颅神经的三叉神经、面神经、舌咽神经和迷走神经的分支，以及来自颈丛的耳大神经和枕小神经的分支。其中耳大神经是支配耳郭的主要神经，因此，在施行耳郭固定术、皱纹切除术和腮腺手术时，应尽可能保留耳大神经。

1.三叉神经　三叉神经的下颌支在颞下颌关节后方分出耳颞支（耳颞神经）。耳颞神经沿耳郭前缘上行，分出耳屏支（分布于耳屏）和耳前支（分布于耳轮前部和耳轮脚）。耳颞神经还有分支分布于外耳道和鼓膜。

2.面神经、舌咽神经和迷走神经　迷走神经耳支从迷走神经上节分出，随即有来自舌咽神经下节的纤维加入。迷走神经耳支在颈静脉球后方，经位于颈静脉窝的乳突小管进入颞骨，横过面神经（可能有面神经纤维加入），再经鼓乳裂穿出，分为两支，一支加入耳后神经（面神经分支），另一支携带面神经和舌咽神经纤维，分布于耳甲艇、耳甲腔、外耳道后部、鼓膜外面，以及耳郭后面和乳突区。面神经耳支（耳后神经）在面神经出茎乳孔后分出，沿耳郭后沟上行，支配耳后肌。另有前穿支至耳郭前面。

3.耳大神经和枕小神经　耳大神经和枕小神经均起源于第2、第3颈神经。耳大神经在耳垂高度分为前后两支。前支穿过耳垂至耳郭前面，分布于耳垂、耳轮、对耳轮、舟状窝下2/3、对耳屏以及耳甲艇、耳甲腔和三角窝等处；后支分布于耳郭后面的下2/3和乳突表面，并有分支与迷走神经耳支和面神经耳后支交通。

枕小神经沿胸锁乳突肌后缘上行，分出：①耳前支和穿支，分布于耳郭前面的耳轮、舟状窝的上部、对耳轮下脚和三角窝的一部分；②耳后支，分布于耳郭后面上1/3的皮肤及乳突表面。

（四）耳郭血供

耳郭血供丰富，由颈外动脉分支供应。耳郭前面主要由颞浅动脉分支供应，耳郭后面主要由耳后动脉的分支供应。耳后动脉有小分支穿过耳郭软骨与耳郭前面的颞浅动脉分支相吻合。耳郭静脉与动脉伴行，回流至颞浅静脉和耳后静脉。颞浅静脉汇入耳后静脉，最后汇至颈内静脉。耳后静脉汇入颈外静脉，有时耳后静脉经乳突导静脉与乙状窦交通，因此，外耳感染可以引起颅内并发症，但极罕见。

（五）耳郭淋巴

耳屏和耳郭外面前部的淋巴汇入腮腺浅淋巴结（耳前淋巴结）；耳郭内面和耳郭外面后部的淋巴汇入耳后淋巴结（乳突淋巴结）；耳垂的淋巴汇入颈浅淋巴结。耳郭的淋巴回流与外耳癌的淋巴结转移有一定关系。

（六）外耳道耳毛

外耳道耳毛有两种：一种分布在外耳道软骨部，为短而稀的细毛；另一种长在耳屏和对耳屏处，粗而长，主要见于成年男性，属第二性征。

（七）外耳道耵聍腺

是一种变异的汗腺，有1000～2000个，主要分布在外耳道软骨部，骨部是否有少量散在分布的耵聍腺，目前尚无定论。耵聍有干、湿两种，干耵聍常见于亚洲黄种人及印第安人，湿耵聍常见于白种人和黑种人。此外，湿耵聍与腋臭有密切关系，据文献报道93%的腋臭患者为湿耵聍型。

（八）外耳道神经

1.三叉神经　耳颞神经是三叉神经下颌支的分支。耳颞神经沿耳郭前缘上行，分出耳屏支、耳前支和外耳道支。外耳道支经外耳道骨与软骨交界处进入外耳道，分布于外耳道前壁、上壁和鼓膜外面的前部。口腔、颞下颌关节疾病通过耳颞神经可以引起反射性耳痛。

2.面神经　面神经耳支(耳后神经)有分支分布到外耳道、鼓膜后部和一部分耳后皮肤。

小脑脑桥角肿瘤压迫面神经的中间神经，可以出现外耳道后壁感觉减退，称为Hitzelberger征。

3.迷走神经　迷走神经耳支穿出鼓乳裂后分为两支，一支分布于耳郭后面，另一支穿过外耳道软骨部，分布到外耳道下壁、后壁和鼓膜外面后部。刺激外耳道皮肤，通过迷走神经耳支，可以引起反射性咳嗽。

(九)外耳道血供

外耳道血供由颈外动脉的分支供应。供给外耳道的动脉有上颌动脉、颞浅动脉和耳后动脉的分支。上颌动脉的耳深动脉经外耳道骨部与软骨部交界处通过，分布至鼓膜表面。静脉血汇流至颞浅静脉、耳后静脉和上颌静脉，再流入颈外静脉。

(十)外耳道淋巴

外耳道前壁的淋巴注入耳前淋巴结，一部分注入腮腺淋巴结；外耳道后壁的淋巴注入耳后淋巴结；外耳道底的淋巴注入颈浅淋巴结。外耳道的淋巴回流至颈深淋巴结。

二、中耳

(一)鼓膜

鼓膜坐落在鼓沟中，其平面向前外下倾斜，与外耳道下壁和前壁各成45°～55°角，与外耳道上壁成140°钝角。新生儿至5个月婴儿的鼓膜倾斜度几乎接近水平位，与外耳道底的夹角为35°。由于锤骨柄包埋在鼓膜中并将鼓膜向内牵拉，因此鼓膜略向内凹陷而呈浅漏斗状。

临床上为描述、记录方便起见，将鼓膜人为地划分为4个区域(象限)，其方法为：沿锤骨柄作一直线，再经鼓脐作另一条直线与之垂直相交，即可将鼓膜划分为前上、前下、后上、后下4个象限。在鼓膜变薄的病例中，可透过鼓膜隐约见到鼓室内容物，例如在后上象限之内可透见砧骨长突及镫骨的影子；在耳硬化症患者，有时可见到发红的鼓岬掩映于后下象限之内，称Schwartze征。

鼓膜的血液供给：鼓膜的供血动脉有两套，分别分布于鼓膜的两面，通过分支相互吻合。外层(上皮层)的血供来自上颌动脉的耳深支,该动脉在下颌颈后方自上颌动脉分出,经下颌关节后方穿入骨性外耳道前壁,然后绕鼓膜周围分出许多小分支,由四周进入鼓膜,并有1～2支稍大的分支自上而下沿锤骨柄分布,称为锤骨柄动脉。内层(黏膜层)的血供来自上颌动脉的鼓前支(经岩鼓裂进入鼓室)和耳后动脉的茎乳支。鼓膜的血管主要分布在松弛部、锤骨柄和紧张部周围。鼓膜发炎时(如急性鼓膜炎和急性中耳炎),充血先自松弛部开始,然后蔓延至锤骨柄及鼓膜其他部分。在急性单纯性中耳炎,此炎性充血表现不久即可消失;在急性化脓性中耳炎,鼓膜上皮层在早期可变厚鼓出,此时在中耳腔内可能尚无脓液形成,如做鼓膜切开术,则只有血液而无脓液流出;在上鼓室炎,松弛部全面充血,可持久不退。用棉签轻轻擦拭正常鼓膜也可引起充血,不可误认为是急性中耳炎的初期,因为在急性中耳炎,充血发红首先出现在鼓膜松弛部,应注意鉴别。

鼓膜的静脉与外耳道和鼓室腔其他部位的静脉相通。鼓膜的淋巴系统也和血管一样分为两套,可能回流至乳突区、耳屏和咽鼓管的淋巴结。鼓膜的神经大致与血管伴行,其外侧面的后半部有迷走神经耳支(可能还有舌咽神经及面神经的纤维参与)分布,前半部有来自三叉神经下颌支的耳颞神经分布。鼓膜内侧面有舌咽神经的鼓室支(鼓室神经)分布,故咽喉疼痛可放射至耳部。鼓膜外侧面的神经纤维分布以松弛部和锤骨柄处较为密集,鼓脐之下分布较少,故在鼓膜后下部施行鼓膜切开术时,疼痛较轻。

(二)鼓室

1.*面神经管凸的后上方为“外半规管隆凸”* 为外半规管隆起所形成,与面神经水平段之间的距离为0.5～1.5mm,是寻找面神经的重要标志之一。该处是迷路瘘管的好发部位。

2.*前庭窗的前上方有一骨性弯曲突起,呈匙状,称为“匙突”* 是由鼓膜张肌半管的骨壁向后向外延伸形成的骨性结构,鼓膜张肌腱经此处呈直角向外弯曲而达锤骨颈的内侧面。

3.*后壁3个隆起* 为锥隆起、鼓索隆起和茎突隆起,三者合称茎突复合体,均由第二鳃弓软骨演化而成。锥隆起位于后壁内上方、砧骨窝的内下方,相当于前庭窗高度,为一钝头小锥状骨性突起,其内中空,尖端有一开口,镫骨肌丰满的肌腹包含在锥隆起腔内,镫骨肌腱从尖端开口处穿出,向前附着于镫骨颈后侧的镫骨肌突上。鼓索隆起位于隆起外侧、鼓环内侧,其尖端有一小口,为鼓索后小管的开口,鼓索神经由此进入鼓室。茎突隆起位于鼓室后壁与下壁交界处,在锥隆起与鼓索隆起的下方,为一纵行隆起结构,系由茎突基部突入鼓室内所形成。

4.4 个隐窝　为鼓室窦、面神经隐窝、外侧鼓室窦及后鼓室窦。鼓室窦及后鼓室窦位于面神经内侧面，面神经隐窝及外侧鼓室窦位于面神经管外侧。

(1)鼓室窦：又名锥隐窝、后鼓室隐窝或鼓面隐窝，为鼓室后部的一个骨性隐窝，位于锥隆起内下、茎突隆起内侧、岬小桥与岬下脚之间，其形态、大小及深浅因人而异，大者可容纳赤豆，小者仅为芝麻粒大小。多数标本鼓室窦口向中鼓室敞开，但有些窦口甚小而且向上开放于前庭窗龛后部，窦腔隐蔽于一层薄骨板深面且往往向后延伸。鼓室窦与邻近结构的解剖关系因其本身容积的不同而异，一般说来，其外上为锥隆起，内界为鼓室内壁，后方紧接或深越面神经垂直段骨管，下部邻接岬下脚并与下鼓室气房相通，其位置比面隐窝更为深在。鼓室窦与面神经垂直段关系密切，此段面神经径路颇多变异，且并非笔直下行，而是向下、微向前、略向外侧走行。

鼓室窦按其范围大小可分三型：中型鼓室窦，其后界与面神经垂直段平齐，此型占 74%；大型鼓室窦，其后部在面神经垂直段深面向后扩展至面神经之后，此型占 18%；小型鼓室窦，其后界在面神经垂直段之前，占 8%。大型鼓室窦与圆窗龛成前后相接的关系，它们甚至可连成一个公共外口。鼓室窦内有时可存在气房，乳突气化良好者，乳突气房可与鼓室窦相通。由于鼓室窦与面神经垂直段的关系十分密切，因此在清除该处病变时应十分小心，以免损伤面神经。

(2)面神经：又名面神经窦或锥上隐窝，是位于砧骨窝之下、锥隆起和鼓索隆起之间偏上的骨性凹陷。其形状略呈一尖端向下的凹面三角形，上界为砧骨窝，内侧面为面神经管垂直段，外侧为鼓环后上部和鼓索神经。Marion 测量其宽度平均 4mm。面隐窝为现代耳外科的重要手术部位，所谓后鼓室进路手术即为经乳突凿开去除介于面神经和鼓索之间的骨质而达面隐窝，经面隐窝而进入鼓室，如行电子耳蜗埋植、后鼓室病灶清除术及面神经减压术等。

(3)外侧鼓室窦：在鼓室窦外侧、面隐窝之下的一个较浅的凹陷，介于锥隆起、鼓索隆起和茎突隆起之间。其上界借鼓索嵴与面神经隐窝相隔。该窦易与鼓室窦混淆。

(4)后鼓室窦：为岬小桥上方、前庭窗之后的凹陷，其下为鼓室窦，两者以岬小桥相隔。

5.鼓室隔　在上鼓室与中鼓室之间，有一由听骨和黏膜皱襞构成的间隔结构将其分隔开，这个间隔称为鼓室隔。鼓室隔上有两个小孔，分别称为“鼓前峡”和“鼓后峡”，上鼓室和中鼓室之间经这两个小孔相通。参与构成鼓室隔的结构有：锤骨头和颈、砧骨体和短突、镫骨、锤前韧带、砧后韧带、锤前皱襞、鼓膜张肌皱襞、锤外侧皱襞、砧内侧皱襞、砧外侧皱襞、镫骨皱襞、镫骨闭孔膜及镫骨肌腱。鼓前峡为鼓室隔前部的小孔,其位置在鼓膜张肌腱之后、镫骨之前、锤骨和砧骨的内侧。鼓后峡在鼓室隔的后部,其前界为砧内侧皱襞,后界为锥隆起和鼓室后壁,外界为砧骨短突和砧骨后韧带,内界为镫骨及镫骨肌腱。

6.鼓室的间隙

(1)上鼓室的间隙:通常将上鼓室定义为鼓膜紧张部以上的鼓室腔。上鼓室容纳着锤骨头和砧骨体。上鼓室的上界为鼓室盖,下界为经过面神经管水平部和鼓膜张肌腱的平面。上鼓室被听骨、韧带和黏膜皱襞分隔成上鼓室前后间隙。

上鼓室前间隙又称"锤前间隙",由部分内、前囊形成,位于鼓膜张肌皱襞和锤前皱襞之上、锤骨头及锤上皱襞之前。该间隙向后经锤上皱襞内侧部的张力切迹到鼓前峡与中鼓室相通。有时,上鼓室前部发育不全,其前界为锤上皱襞内侧部,鼓膜张肌皱襞不发育,此时上鼓室前部直接与中鼓室和咽鼓管相通,此发育不全的间隙称为"管上间隙"。有些前囊发育仅在锤骨头前部,此部的鼓室天盖有岩鳞缝,该处骨化过度形成岩鳞嵴向下与锤骨头相接,使锤骨头固定而成传导性耳聋,但多数由此嵴向下有一黏膜皱襞与锤骨头、锤骨前突相接称鳞骨皱襞,这样将上鼓室前间隙分为外侧间隙与内侧间隙(此两间隙也可由内囊延伸形成)。上鼓室后间隙由内囊形成,为锤上皱襞之后的较大腔隙。该腔隙又被砧骨上皱襞分为内外两部分,砧骨上皱襞外侧者称为"砧骨上间隙",砧骨上皱襞内侧者称为"砧骨内侧间隙"。砧骨上间隙的底为锤外侧皱襞和砧外侧皱襞,砧骨内侧间隙借鼓后峡与中鼓室相通。

(2)中鼓室的间隙:在中鼓室上部紧靠上鼓室的底有3个间隙,分别为砧下间隙、鼓膜前隐窝和后隐窝。砧下间隙位于砧骨之下,其内界为砧内侧皱襞,外界为锤后皱襞,前界为听骨间皱襞。鼓膜前隐窝又称鼓膜前囊或 vonTrohsch 前囊,在锤前皱襞和鼓膜之间,为一较浅的小窝。

鼓膜后隐窝又称鼓膜后囊或 vonTrohscth 后囊,在锤后皱襞和鼓膜之间,位于中鼓室外侧份的后上部,较深大。鼓索神经常位于锤后皱襞的游离缘上,然后穿过鼓室前部;有时鼓索神经也可不在皱襞中而单独走行。

(3)蒲氏间隙:为鼓膜松弛部与锤骨颈之间的间隙,由 Pmssak 首先描述。其外侧壁为鼓膜松弛部;内壁为锤骨颈;底由锤骨短突及鼓膜纤维软骨环的环状纤维共同构成;顶壁近似拱形,由锤外侧皱襞构成。蒲氏间隙后方有一开口,位于锤外侧皱襞与砧外侧皱襞之间,蒲氏间隙经此开口与上鼓室相通。鼓室上述许多间隙之间的通道狭小,黏膜肿胀时容易被堵塞而产生各种病理变化。如前后鼓峡被堵塞可致上鼓室负压而引起分泌性中耳炎、蓝鼓膜、胆固醇肉芽肿或胆脂瘤，因此有些患者的分泌性中耳炎不一定是咽鼓管阻塞造成的。

鼓峡堵塞时，根据病变情况的不同可作如下处理：①对轻度鼓峡阻塞，首先去除砧、镫骨周围炎性蹼及黏膜皱襞，纠正内陷鼓膜；②切除鼓膜张肌皱襞及锤骨皱襞；③上鼓室病变严重或有胆脂瘤者，不论有无豆状突坏死，均应切除砧骨，充分去除黏膜皱襞；④Sheehy 建议开放面神经隐窝，建立鼓室与乳突之间的通道，去除面神经垂直段与鼓索神经间的骨质，充分开放鼓峡。

另一方面，由于鼓室存在着这些间隔，可使感染和胆脂瘤的发展受到一定程度的限制。胆脂瘤向各间隙的发展有一定的规律和路径。在蒲氏间隙的胆脂瘤可向砧上间隙发展，然后进入砧内侧间隙，最后可到达上鼓室前间隙或鼓窦。蒲氏间隙的胆脂瘤也可向下扩展到砧下间隙。起源于鼓膜后部边缘性穿孔的胆脂瘤可发展到砧下间隙，然后通过鼓后峡进入鼓窦、鼓室窦或前庭窗下面。

7.咽鼓管　又称“听管”，为沟通鼓室与鼻咽的通道，最早由 Eustachian 描述，故以其名字命名，称欧氏管。咽鼓管全长 31～38mm，平均 36mm，由骨部(外 1/3)和软骨部(内 2/3)构成。幼儿咽鼓管的长度仅为成人的一半。咽鼓管的鼓室端开口称为鼓口或鼓室口，位于鼓室前壁的上部、鼓膜张肌半管之下。鼻咽端的开口称为咽口，位于鼻咽侧壁，在下鼻甲后端之后 1mm 处。咽鼓管在咽口处最宽，向外端逐渐变窄，在骨部和软骨部交界处最窄，称为峡部，内径 1～2mm，从峡部向鼓口处又逐渐增宽。小儿咽鼓管较短，管腔较大，管的长轴与水平面交角小，近于水平，故鼻咽部炎症易经此管侵入鼓室而引起急性中耳炎。鼻咽侧壁有围绕咽鼓管的淋巴组织，首先由 Rudinger 和 Gerlach 描述，并被称为 Gerlach 管扁桃体。咽鼓管黏膜下结缔组织有弹力纤维和胶原纤维。弹力纤维在咽鼓管软骨凹面，维持管腔形状，同时可使其分布区域有张力。

当吞咽或打呵欠时咽鼓管开放后随即关闭，此动作除由于咽鼓管软骨部的脂肪层为主要动力外，丰富的弹力纤维层也有重要作用，弹力纤维有回跳作用。胶原纤维分为内外两层，内层为环绕咽鼓管黏膜下的环形纤维，可帮助恢复咽鼓管的形态；外层为纵形纤维，使黏膜与软骨紧密结合。

正常情况下，在静息状态时，咽鼓管由于软骨的被动弹性和周围组织的压力而关闭，在吞咽、打呵欠时，由于邻近有关肌肉的收缩，使咽鼓管软骨部张开。与咽鼓管功能有关的肌肉有腭帆张肌、腭帆提肌、咽上缩肌和咽鼓管咽肌。

(1)腭帆张肌：为开放咽鼓管的主要肌肉，分为浅层和深层两部分。

浅层：位于后外部，起自舟状窝和蝶骨棘，肌腹成扇形向下走行并渐成肌腱，肌腱成直角绕过翼突钩向内走行，小部分止于腭骨后缘，大部分止于软腭其他腭肌上面的腱膜。此部肌肉与咽鼓管没有直接关系，其作用为拉紧软腭。

深层：位于浅层的前内方，其上端附着于咽鼓管的膜性外侧壁，部分肌纤维起自外侧软骨板，下端附着于翼突钩。该肌外侧部的上份为肌腹，向下渐成肌腱，而内侧部则相反。该肌收缩时可牵引管的膜状壁而使管腔开放。

（2）腭帆提肌：起自颈动脉管外口前的岩锥下面及咽鼓管软骨内侧板下缘，形成圆柱状肌腹，沿咽鼓管软骨部的膜性底壁走行。其后 1/3 附着于咽鼓管内侧软骨板，前 2/3 借结缔组织和脂肪与咽鼓管隔开。该肌在咽口之下呈扇形止于软腭背侧面，肌束与对侧的肌束交错相接。该肌起自咽鼓管的肌纤维，止于硬腭后缘，形成咽鼓管腭肌。其他肌纤维在咽鼓管咽皱襞内向下走行，称为咽鼓管咽肌。腭帆提肌收缩时不仅使软腭上抬，也因肌腹的变短变粗使软骨部咽鼓管底抬高，致使管腔由裂隙状变为近似圆形而开放。

（3）咽上缩肌：起自咽结节和咽缝，向前穿经管前肌束（腭帆张肌）和管后肌束（腭帆提肌）之间，其上部肌纤维在腭帆提肌及咽鼓管下成弧形，当吞咽时肌肉收缩，肌纤维绷直，协助咽鼓管抬高。

（4）咽鼓管咽肌：起自咽鼓管软骨内侧板的最内和最下处，沿咽侧壁向下走行，分为两个肌头，其一止于甲状软骨上角，另一肌头止于咽后壁。该肌可与咽腭肌混合，也可单独下行。吞咽时，该肌的收缩有助于咽鼓管开放。上述肌肉除腭帆张肌受三叉神经下颌支的分支支配之外，其他肌肉均受来自咽丛的神经纤维支配。

8.鼓窦　为鼓室后上方一个较大的含气腔，介于上鼓室与乳突气房之间，是鼓室和乳突气房相交通的枢纽，也是中耳手术的一个重要标志部位。鼓窦在出生时即已存在，但其大小、形状和位置因人而异，并与乳突气化程度有直接关系。新生儿的鼓窦几乎位于外耳道正上方，以后随着乳突气房的发育，鼓窦逐渐向后下方移位。成人鼓窦容积 1mL，其直径一般不超过 10mm，但有时大者也可达 18～20mm。婴儿的鼓窦比成人相对稍大。鼓窦距乳突表面的距离随年龄而变化，婴儿的鼓窦距乳突表面较浅，2～4mm，成人为10～15mm。

（三）乳突

乳突位于颞骨后下部。乳突中含有气房，这些气房有重要的临床意义。出生时鼓窦已经存在，而乳突尚未发育，呈海绵状骨质，周岁时乳突才初具规模。乳突的气化通常始于胚胎后期，在婴幼儿时期及儿童期继续进行。大多数乳突气房来自鼓窦的气化，小部分直接从下鼓室向内侧气化，经面神经管垂直段到达乳突区，因此有时面神经垂直段骨管可有裂缝。成人正常乳突含有许多蜂窝状气房，气房的大小和多少因人而异，在乳突的前、上部者一般较大，在下部者一般较小。乳突气房后界与乙状窦和小脑相邻，向上借鼓室天盖与大脑颞叶相邻。根据乳突气化的情况可将乳突分为4型：①气化型，乳突全部气化，气房发育完全，整个乳突由互相沟通的气房以及与鼓窦相通的气房构成。气房较大，气房之间分隔的骨壁较薄，乳突外形也较大。国人资料，此型占75.4%，两侧均为气化型者占65%。由于此型乳突骨皮质较薄，感染时骨皮质易因炎性破坏而穿破，引起乳突表面的骨膜下脓肿，尤以小儿多见。②板障型，气房小而多，类似颅骨的板障结构，骨皮质较厚。③硬化型，乳突气房没有发育，乳突由致密的骨密质构成，鼓窦存在，但常较小。此型占9.71%，双侧者3.88%。④混合型，以上3型中任何2型或3型同时存在者。

乳突气房分为以下8群：①鼓窦；②鼓窦周围气房群，围绕在鼓窦周围，占据乳突的前上部；③天盖气房群，气房沿天盖分布，位于乳突上部；④窦膜区气房群，占据乳突后上角，其前上界为颅底骨板，后内方为乙状窦骨板；⑤侧窦周围气房群，位于侧窦外侧、内侧和后方；⑥中央气房群，从鼓窦延伸至乳突尖，占据乳突的中央区域；⑦面神经管周围气房群，沿面神经管垂直部分布，与面神经管关系密切；⑧乳突尖区气房群，位于乳突尖，被二腹肌嵴分为内外两组。

（四）中耳的血管

1.动脉系统

（1）鼓室前动脉：是颌内动脉下颌段的分支。在岩鼓裂分成3个主干，经鼓鳞裂和其他小裂缝进入耳部。上支供给上鼓室前壁和外侧壁的骨质及黏膜，而且有一吻合支经过后鳞缝加入鼓室前动脉。后支供给上鼓室外侧壁的骨质和黏膜。有一小降支与来自乳突的血管吻合，供给鼓膜内侧面。听骨支分为若干互不联系的分支，为锤骨和砧骨的主要血供来源。锤骨动脉到达锤骨进入锤骨外侧韧带的黏膜，其主要血管在锤骨颈的前外侧面进入滋养孔。砧骨动脉在上鼓室外侧壁进入黏膜襞，到达砧骨体外侧面，分出一个分支在砧骨体前外侧面进入滋养孔。

（2）咽鼓管动脉：为脑膜副动脉的分支，经咽鼓管壁进入中耳，供给咽鼓管咽段和前鼓室的骨质和黏膜，其终末支与颈鼓动脉的分支相吻合。

（3）颈鼓动脉：通常有两支，在颈内动脉发出并分别向上走行。它们各自经过颈动脉管和耳蜗之间骨隔上的骨管进入中耳，在鼓岬黏膜内向后走行，与鼓室下动脉和咽鼓管动脉吻合，供应中耳前部。

（4）岩浅动脉：发自脑膜中动脉，在邻近岩浅大神经处进入面神经裂孔，有分支与鼓室上动脉形成吻合支，并分成两支主要分支。其一进入膝状神经节，分为两支走行于面神经内，一支向内耳道方向走行，另一支向外周方向走行；另一主要分支绕过膝状神经节，在面神经主干和面神经管之间向下走行，在面神经垂直段的上1/3与茎乳动脉形成吻合。

(5)鼓室上动脉：发自脑膜中动脉，在邻近岩浅小神经处经鼓室上小管进入中耳，供应鼓膜张肌、鼓室盖内份和上鼓室内侧壁，然后在前庭窗水平与鼓室下动脉形成吻合支。鼓室上下动脉吻合丛发出镫骨前动脉，后者发出前足弓动脉。

(6)鼓室下动脉：是咽升动脉的分支，通过鼓室下小管与Jacobson神经伴行进入中耳前份。

它在鼓岬表面的骨沟内(有时形成骨管)向上走行，与颈鼓动脉和鼓室上动脉的分支吻合，供给邻近的下鼓室和鼓岬的黏膜及骨质。

(7)耳深动脉：发自颌内动脉的下颌支，在外耳道骨部的下面进入颞骨，分成两支，形成鼓膜外周血管环。后支在后骨壁上升之后，在靠近锤骨柄处于皮肤和鼓膜放射状纤维之间向下走行，供给鼓膜的大部分；前支供给鼓膜前下部的较小部分。

(8)茎乳动脉：是耳后动脉的分支，经茎乳孔进入面神经管，在面神经和骨管壁之间上行，与岩浅动脉形成吻合。其血管供应面神经和邻近乳突的黏膜、骨质以及耳囊，并发出一分支至镫骨肌。另外还发出后鼓室支，经鼓索后导管进入中耳腔，供给鼓室腔的后下部分。

(9)弓下动脉：有时不止一支，最常发自迷路动脉，但也可发自小脑前下动脉，然后进入岩乳管。在其起始处发出分支到颅后窝和颅中窝硬脑膜，通常还有一支至岩尖。其终末血管供给邻近的耳囊和乳突的前内部分。

(10)乳突动脉：发自眼动脉，有许多分支供给乳突后部。

(11)砧镫区动脉：该区域的血供部分来自镫骨肌腱上下动脉和后足弓动脉，这些动脉都来自面神经管内动脉丛，后者又由岩浅动脉和茎乳动脉供血。前足弓动脉来自鼓室动脉丛。

2.静脉系统 中耳和乳突的引流静脉比动脉多变，但大致与动脉分布一致。它们主要引流至侧窦、颈静脉球、岩上窦、岩下窦、翼丛静脉，以及脑膜中静脉。

3.其他有关血管 在解剖上与中耳乳突有关并且具有重要手术意义的主要血管为颈内动脉和外侧静脉窦(包括乙状窦和颈静脉的延伸部分)。

(1)颈内动脉：位于颞骨岩尖区，供给同侧大脑半球的血液，在施行岩尖区手术及颞骨肿瘤切除时可遇到。此血管损伤或阻塞时死亡率甚高。

(2)脑膜中动脉：在一般耳科手术时很少遇到，但在范围较大的手术如骨髓炎或肿物切除，以及颅中窝进路手术时，可以遇到此动脉。

(3)小脑前下动脉：常呈襻状进入内耳道。其分支迷路动脉(内听动脉)是内耳的主要供血动脉。在涉及内耳道的手术中，此动脉易被损伤。

（4）头颅静脉窦：收集来自脑、颞骨和眼眶的静脉。这些静脉窦位于硬脑膜的夹层，主要在小脑幕、小脑镰、大脑镰与颅骨附着处。侧窦最大，起自枕骨隆凸，在乳突后壁向前走行到达颈静脉球，负责将大多数头部静脉血送至颈部。侧窦在乳突乙状沟内走行的一段称为乙状窦。乳突导静脉穿过乳突骨皮质的后部，将头皮血引流到乙状窦。颈静脉球是乙状窦的延续，位于下鼓室底，该处是颈内静脉的起始部。

（5）岩上窦：位于岩锥上缘小脑幕的附着处，回流至侧窦。

（6）岩下窦：沿颞骨后下缘走行，回流至颈静脉球。岩上窦和岩下窦都引流来自海绵窦及邻近颞骨的血液。

（五）中耳的神经分布

1.鼓索神经　从膝状神经节向后走行的中间神经的纤维形成面神经干的分支，即为鼓索神经。这一感觉支占面神经干横截面积的10%。鼓索神经可从面神经干的任何部位分出，但常见的分出部位在茎乳孔上5.3mm。少数情况下鼓索神经可从颞骨外发出，而且可由自己的骨管与面神经管平行上行至鼓索后小管。鼓索在鼓室内向前走行时，位于砧骨长突和锤骨柄之间。在咽鼓管鼓口外侧靠近岩鼓裂处，鼓索进入鼓索前小管。此神经的感觉纤维的胞体位于膝状神经节，纤维分布于舌前2/3，司味觉。鼓索神经的节前分泌性纤维的胞体位于上涎核，止于颌下神经节。节后纤维将冲动传至颌下腺和舌下腺，以及口腔的小涎腺。

2.鼓室神经　发自第Ⅸ颅神经的下神经节，经过下鼓室小管进入鼓室腔，在中耳内壁的沟槽内上行，其纤维分布于中鼓室和咽鼓管黏膜，司感觉。在鼓室神经的行程中，有多群神经节细胞，有人称为鼓室神经节。鼓室神经有颈鼓神经加入，后者发自颈内动脉的交感神经丛。这两条神经向上走行，然后在近匙突处汇合在一起，形成岩浅小神经。岩浅小神经在匙突内侧向上走行一小段距离，然后转向前，或在其本身的骨管内走行，或在鼓膜张肌半管内走行。在其行程中，与一群或多群节细胞发生联系。节细胞的最后一群发出一细支进入面神经管，并分成多支，在面神经管内向近端和远端走行，但不加入面神经。鼓室神经发出节前腮腺分泌纤维到耳神经节。

3.Arnold神经　由来自第Ⅹ颅神经上神经节的大分支和来自第Ⅸ颅神经下神经节的小分支组成。该神经由Arnold报道。它越过颈静脉球穹隆向后走行，经过一个小骨管进入面神经管，分成上下两支。上支分出数个细支止于面神经鞘，下支接受来自面神经的一个细支，继续在骨管中走行，司外耳道后壁的皮肤感觉。

Hunt 提出这些纤维与外耳道带状疱疹有关。

三、内耳

(一)圆窗膜

圆窗膜在声能传递至内耳的过程中起着特别重要的作用，是骨迷路向中耳的唯一膜性开口，起着缓冲、变形的作用，使得内耳液体能够随镫骨底板的活动而运动。同时它也是毒性物质如细菌毒素、化学药物等易进入内耳的部位。中耳压力改变时圆窗膜还可能破裂。

圆窗膜实为椭圆形，横径 1.67mm，纵轴长 1.97mm。圆窗膜由中耳黏膜皱褶分化而来。在圆窗龛常常还形成封闭不全的圆窗龛膜。圆窗膜由三层结构组成：外层面向鼓室，游离面有丰富的微绒毛，细胞为扁平鳞状上皮，大多数无纤毛；中间层由成纤维细胞形成的网状结构组成，细胞间隙较大，其内含有胶原纤维、弹力纤维、血管、有髓或无髓神经末梢；内层面向鼓阶，由薄的单层细胞组成，胞浆较少，内质网较发达。

(二)内淋巴囊

内淋巴囊位于岩骨后面的骨龛与后颅窝硬脑膜之间，它以内淋巴管与内淋巴系统相通。内淋巴管主要由鳞状及立方细胞组成。内淋巴管峡部腔内直径 0.1～0.2mm。内淋巴囊表面不平，有许多皱褶及隐窝，并含有部分退变的细胞及耳石样的结构。

内淋巴囊分为 3 个部分。

1.近部　位于骨龛内，具有比内淋巴管略高的上皮细胞。

2.中间部　部分位于骨龛内，部分位于硬脑膜两层之间。其上皮由呈不规则乳头状、隐窝状排列的高柱状细胞组成。这些细胞分为两型：①亮细胞，胞浆清晰，吞饮小泡、空泡数量较多，还含有无数的微绒毛及许多包涵体；②暗细胞，细胞质密度高，细胞器、微绒毛及吞饮小泡较少。内淋巴囊上皮外侧细胞间隙的存在是内淋巴囊转运功能强有力的证据。

3.远部　位于侧窦上方的硬脑膜内。其上皮细胞呈立方形，亮细胞、暗细胞均有，亮细胞数量较多。正常情况下远部壁细胞呈并列连接，因此该区域无间隙存在。内淋巴囊腔内含有细胞碎屑和自由游动的巨噬细胞，提示它具有活跃的吞饮活动，另外尚有许多血细胞，其中白细胞占多数。分化好的中间部由一系列相互连接的通道相连，表明它有吞饮功能。在成人该部常有绒毛及息肉状结构突入腔内。这些不规则结构的核心常包含有少数细胞及血管密集的纤维组织。

（三）内耳的血液供应

1.耳蜗动脉系统　膜迷路的动脉血供源于颅内血管。人内耳道内常可见一动脉襻，该襻80%为小脑前下动脉的主干或分支，17%为副小脑前下动脉，另3%为小脑后下动脉的分支。该襻位于内耳道内者为40%，位于内耳道口者为27%，位于桥小脑角者为33%。

小脑前下动脉分出迷路动脉（即内耳动脉），并在返折回小脑前常分出弓形下动脉。迷路动脉在分成耳蜗联合动脉和前庭前动脉之前供养内耳道中的硬脑膜和神经、内耳道的相邻骨质和内耳的内侧部分。耳蜗联合动脉又分为耳蜗主要动脉和前庭耳蜗动脉，后者再分出前庭后动脉和耳蜗支。

耳蜗主要动脉供应包括蜗轴在内的3/4耳蜗；前庭耳蜗动脉的耳蜗支供应耳蜗底部，包括蜗轴在内的1/4耳蜗；前庭前动脉供应椭圆囊斑、球囊斑的小部分，水平半规管的壶腹嵴、膜迷路、椭圆囊和球囊的上部；前庭后动脉供养球囊斑、后半规管的壶腹嵴、膜迷路以及椭圆囊、球囊的下部。

耳蜗的主要动脉行走于蜗轴中，并发出一级和二级分支，放射状动脉为耳蜗主要动脉三级或进一步分支，分为两组：一组供应耳蜗的外侧壁结构；另一组则供应内侧壁结构。放射状动脉弓形走行于前庭上面的阶间隔内，发出至前庭阶壁的分支后进入螺旋韧带的前部，然后分支形成下列毛细血管网：位于前庭阶附着处螺旋韧带中的螺旋血管；纹血管毛细血管网；螺旋突血管网以及位于基嵴鼓阶侧螺旋韧带的血管网，后者起集合小静脉的作用，形态学为毛细血管。随螺旋方向弯曲走行的纹血管毛细血管，互相交织，而在末梢则相对较直且彼此平行。通常每一根放射状动脉发出一支与纹动脉平行走行的血管到螺旋突丛，但两者并不交叉。内放射状血管在蜗轴向底部走行，分支到螺旋神经节，然后再进入骨螺旋板的前庭侧，发出支状血管和边缘血管。边缘血管形成两套彼此独立的血管弓，兼有动、静脉的功能，一套构成基底膜的血管网，另一套形成鼓唇的血管网。小动脉进入囊斑的支持组织后分支形成丰富的毛细胞区上皮下毛细血管网。每一壶腹有数支动脉供应并分支到壶腹嵴和穹隆的毛细血管网。

2.耳蜗静脉系统　耳蜗的主要引流静脉是前和后螺旋静脉。前螺旋静脉引流螺旋板和前庭阶，后螺旋静脉引流螺旋神经节、中阶外侧壁和鼓阶的静脉回流。两者在耳蜗底部会合形成蜗轴联合静脉。随后前庭耳蜗静脉加入共同形成耳蜗下静脉。后者于近耳蜗导水管处入骨管，然后汇入岩下窦。

前庭的静脉回流主要有前前庭静脉和后前庭静脉。前前庭静脉收集来自椭圆囊和上、水平半规管壶腹的血流。后前庭静脉收集球囊、后半规管壶腹和耳蜗底部的血流。上述两静脉的汇合处有圆窗膜的静脉加入，共同形成前庭耳蜗静脉。半规管的引流静脉向它们的椭圆囊末端走行，形成前庭导水管静脉，后者与内淋巴管伴行并汇入侧窦。

第二节　鼻部解剖要点

一、鼻部表浅组织

鼻根、鼻梁及鼻背处皮肤薄而松弛，易于移动。鼻尖及鼻翼处皮肤较厚，与其下的脂肪结缔组织及软骨膜黏着较紧。鼻部皮肤含有较多汗腺及皮脂腺，鼻上部皮肤含汗腺较多，下部含皮脂腺较多，尤以鼻尖和鼻翼为最，且腺口较大，为粉刺、痤疮及酒渣鼻好发部位。发生炎症时，稍有肿胀，因皮肤被绷紧，神经末梢受压，故甚疼痛。

二、外鼻神经

外鼻有感觉神经与运动神经。

（一）运动神经

鼻部肌肉运动主要为面神经颊支所支配。缺氧和悲伤等感情冲动所引起的鼻翼扇动，均系通过面神经的反射作用所致。

（二）感觉神经

为三叉神经第一支（眼神经）和第二支（上颌神经）所司，以后者为主。

1.筛前神经　为眼神经的分支。有鼻外支与筛前动脉的外支伴行，分布于鼻尖。另有小支，穿出鼻骨孔至鼻背前下部及鼻尖。

2.滑车上神经　为眼神经的额神经分支，分布于鼻根。

3.滑车下神经　为眼神经的鼻睫神经分支，分布于鼻根。

4.眶下神经　为上颌神经的分支，随眶下动脉伴行，经眶下孔至面部，司鼻翼及鼻前庭的感觉。

三、外鼻血管

（一）动脉

1.鼻背动脉　为颈内动脉的眼动脉的终支，经内眦韧带出眶，与内眦动脉吻合，分布于鼻背。临床上作鼻侧切口时，此处较易出血。

2.筛前动脉的外支 亦来自眼动脉，沿鼻骨背面下行，经鼻骨与侧鼻软骨交界处穿出，供应鼻尖。

3.额动脉 亦称滑车上动脉，为眼动脉的终支，经眼眶内上角出眶，供应鼻根及鼻背。

4.内眦动脉 为颈外动脉的面动脉的终支，供应鼻翼及鼻背，末梢与鼻背动脉吻合。

5.面动脉的鼻翼支 供应鼻窦。

6.上唇动脉 起自面动脉。在上唇的黏膜层与口轮匝肌之间和对侧吻合，供应上唇、外鼻下段、鼻前庭和鼻中隔前段。有时为鼻中隔前下方鼻出血的主要来源，严重者需行上唇动脉结扎术。

7.眶下动脉的外鼻支 眶下动脉为颈外动脉的上颌动脉的分支，经眶下管出眶下孔，供应面颊及外鼻。

（二）静脉

外鼻的静脉分别经内眦静脉、筛静脉、蝶腭静脉、面前静脉而汇入颈内静脉和颈外静脉。值得注意的是，鼻面部的静脉可经内眦静脉和眼上、眼下静脉而与海绵窦相通，静脉管内无瓣膜，血液可上下流通，故当鼻、面部感染和疖肿时，若治疗不当或用力挤压，则可引起海绵窦栓塞或其他颅内并发病。

四、鼻腔（含鼻窦）的血管

（一）动脉

鼻腔的动脉主要来自颈内动脉的眼动脉和颈外动脉的上颌动脉。

1.眼动脉的分支 眼动脉伴视神经由视神经孔入眶后，有分支经筛前孔及筛后孔入鼻腔。

（1）筛前动脉：入筛前孔后，经眶颅管迂回颅内，再经鸡冠前端两旁小孔进入鼻腔。供应鼻腔外侧壁的前上部、鼻中隔的前上部、额窦及前组筛窦。

（2）筛后动脉：经筛后孔入鼻腔。供应鼻腔外侧壁的后上部、鼻中隔的后上部以及后组筛窦，并与蝶腭动脉吻合成丛。

2.上颌动脉的分支 上颌动脉是颈外动脉较粗的终支。在腮腺内于下颌骨颈的后下方，从颈外动脉几乎是呈直角分出后，水平迂回曲向前，始居下颌骨颈与蝶下颌韧带之间，继入翼外肌与颞肌之间，穿过翼外肌的两肌头而达翼腭窝，分出与鼻部有关的下列各终支。

（1）蝶腭动脉：为供应鼻腔血运的主要动脉。经蝶腭孔入鼻腔后，分为：①鼻后外侧动脉：供应鼻腔外侧壁的大部分(后部和下部)、鼻腔底、额窦、筛窦及上颌窦。有分支与筛后动脉吻合。另有较粗分支隐行于下鼻道外侧壁上，在下鼻甲手术或上颌窦鼻内开窗术中如被损伤，则出血甚剧。也往往是某些所谓“出血位置不明”或“鼻腔后段出血”的来源处。②鼻后中隔动脉：又称鼻后内侧动脉，横过蝶窦前、下壁交界处到达鼻中隔，供应鼻中隔的大部分(后部及下部)。

其较粗一支称鼻腭动脉。在鼻中隔前下部分与筛前动脉和筛后动脉的鼻中隔支、上唇动脉中隔支和腭大动脉吻合，在黏膜下层构成网状血管丛，动脉丛称黎特尔区，静脉丛称克氏丛，为鼻出血最常见的发生部位。

(2)上颌牙槽后动脉：行经上颌骨后外壁上的牙槽管，有小分支入上颌窦。

(3)眶下动脉：经眶下管出眶下孔，有分支供应鼻腔外侧壁前段和上颌窦。

(4)腭大动脉：从翼腭管内的腭降动脉分出，出腭大孔后，向前进入切牙管，在鼻中隔前下部分与鼻后中隔动脉吻合。

此外，由颈外动脉直接分出咽升动脉，其咽支供应蝶窦前壁、底壁及鼻腔后上一小部分；由颈外动脉的面动脉分出的上唇动脉，也有分支供应鼻前庭及鼻中隔前下部分。

(二)静脉

大致与动脉伴行而同名。

1.鼻腔静脉

(1)前部→面前静脉→面总静脉→颈内静脉。

(2)下部及后部→蝶腭静脉→翼丛→上颌静脉→颈内、颈外静脉，翼丛→海绵窦。

(3)上部→筛前静脉及筛后静脉→眼上静脉→海绵窦。

2.上颌窦→蝶腭静脉　上颌窦→眼下静脉。

3.筛窦→筛前静脉、筛后静脉　筛窦→硬脑膜的静脉、嗅球及额叶的静脉丛。

4.额窦→筛静脉　额窦→板障静脉→硬脑膜的静脉→上矢状窦。

5.蝶窦→蝶腭静脉　蝶窦→海绵窦。

老年人在下鼻道外侧壁后方邻近鼻咽处有表浅扩张的鼻后侧静脉丛，称鼻—鼻咽静脉丛，为鼻腔后部出血的好发部位。

由于鼻腔和鼻窦的静脉均可直接或间接与颅内大静脉相交通，故为炎性感染向颅内传播的途径。同样，鼻腔或鼻窦感染亦可波及邻近的眼眶组织。

五、鼻瓣区

鼻瓣区是鼻腔气道最狭窄的部分，亦即鼻阻力最大的部位。通过测量发现鼻腔气道最狭窄处位于上下侧鼻软骨连接处，即鼻阈或内孔区。一般认为鼻瓣区的界限是：上外侧乃上侧鼻软骨下缘，内侧系鼻中隔，下方为梨状孔的底部以及下鼻甲的前端。一些研究表明：鼻瓣的部位和鼻腔黏膜的舒缩状态及鼻腔的开放程度密切相关，即鼻腔黏膜处于不同状态下的鼻瓣位置可有不同。

正常情况下，两侧鼻腔黏膜在交替地收缩和舒张，因而两侧鼻腔阻力在不断地变化，而以下鼻甲黏膜的舒缩状态起主要作用。当鼻黏膜处于充血状态时，对鼻腔气流产生最大阻力的部位在梨状孔和下鼻甲前端，亦即此处为鼻瓣部位；而当鼻黏膜处于减充血时，则内孔区产生通气流量的节制作用，此时鼻瓣的位置即从梨状孔前移到内孔区。

六、窦口鼻道复合体

鼻和鼻窦炎性疾病的发病机制和病理生理学的现代概念认为中鼻甲、中鼻道及其附近区域解剖结构的生理异常和病理改变最为关键，故特将此区域称为窦口鼻道复合体。它是指以筛漏斗为中心的附近区域，包括筛漏斗、钩突、筛泡、半月裂孔、中鼻甲、中鼻道、前组和中组筛房、额窦开口和上颌窦自然开口等一系列结构。功能性内镜鼻窦外科将窦口鼻道复合体作为一个整体来对待，认为是治疗鼻窦炎的症结所在。内镜鼻窦手术亦以中鼻甲、钩突和筛泡作为手术标志和进路。

七、蝶窦解剖要点

蝶窦位于蝶骨体内，居鼻腔最后上方。出生后仅见蝶窦原基，3 岁前其容积尚小，7～9 岁时发育较快，至青春期已完全发育。

蝶窦左右各一，成人两侧蝶窦的形状和大小常不对称，平均上下径为 20mm，内外径为 18mm，前后径为 12mm，容量 6～8mL。窦腔大小及骨壁的厚薄，个体差异较大，窦腔愈大，骨壁愈薄。

大者常将垂体包在窦内，或窦腔延伸入枕骨底部或蝶骨大翼等处。毗邻的骨管，如视神经管、圆孔管、翼管等也可突入窦腔内。一侧或两侧蝶窦完全未发育者罕见。窦腔内壁光滑或被突起的骨隔分成多房。

蝶窦位居颅底深部，与中颅窝的蝶鞍、颈内动脉、海绵窦、视神经管、视交叉以及第Ⅲ～第Ⅵ脑神经等的关系极为密切。由于蝶窦的气化变异较多，以及其与最后一组筛房的解剖关系亦常有变异，致其与上述诸多结构的毗邻关系并不十分恒定，造成蝶窦区域的手术难度很高，风险甚大。术前详细的影像学检查极有助益。

1.前壁　稍向前下倾斜，形成鼻腔顶的后段及筛窦后壁。上部骨质较薄，与颅底骨质相接。

前壁下部骨质较厚，逐渐向下向后移行形成蝶窦下壁。前壁外侧为最后筛房之后壁，内侧界为蝶骨嵴，连接鼻中隔后上缘。翼管开口于蝶窦前壁的外下方。

蝶窦开口位于前壁上方近鼻中隔处，两侧基本对称，引流入蝶筛隐窝的后部。此开口一般高于窦底3～20mm，平均为14mm，不利于窦腔分泌物引流。蝶窦骨性窦口的直径为10mm，由于窦内外黏膜在骨孔处相遇吻合，使骨性窦口缩小成为一个直径仅2～3mm的黏膜孔。蝶窦开口以椭圆形（34.91%）、圆形或肾形（31.89%）为多见，也有月牙形和弓弦形（17.24%），或三角形、棱形和裂隙者（15.94%）。施行蝶窦开口扩大术时，不仅需切除窦口处黏膜，尚需将前壁骨质咬除一部分，以防新窦口在术后缩小。

2.后壁　甚厚，其后为颅后窝的脑桥及基底动脉。但发育极佳的枕鞍型蝶窦的后壁较薄，手术时应避免损伤此壁，以免导致严重后果。若经术前CT检查发现，即应予以注意。

3.上壁　是颅中窝底的一部分，上有蝶鞍，承托垂体。气化良好的蝶窦，其上壁与整个鞍底毗邻，故上壁即为鞍底。上壁前方有视交叉，视神经孔位于上壁和外壁的交界处。

4.下壁　为鼻后孔上缘及鼻咽顶部。与前壁交界处有蝶腭动脉的鼻后中隔动脉经此到鼻中隔。与外壁交界处，有颈外动脉的腭升动脉经过。在下壁外侧部分，有一骨管即翼管，其中有翼管神经通过。开放蝶窦前壁的手术中，扩大开口的下界至少应距后鼻孔后缘10mm，以免损伤蝶腭动脉。

5.内壁　即骨性蝶窦中隔，常偏向一侧，可致一侧窦腔容积超出对侧数倍。也可位于中间，使两侧窦腔基本相等。有时蝶窦中隔亦可缺如，使两窦合而为一，窦口亦仅一个，但极为罕见。

6.外壁　亦为颅中窝底的一部分，与海绵窦、颈内动脉、眼动脉及第Ⅱ、第Ⅲ、第Ⅳ、第Ⅴ、第Ⅵ对颅神经关系极为密切。外侧壁亦甚薄，有时可出现先天性缺损，并有众多小孔，有小静脉经此与海绵窦通连，故蝶窦感染可沿此传入颅内，引起海绵窦栓塞或脑膜炎等并发病。

第三节　鼻、鼻窦与眼眶和颅底的相关解剖

一、鼻、鼻窦与眼眶的相关解剖

眼眶位于面部两侧，为容纳眼球及与其相关的肌肉、血管、神经和筋膜等的骨腔。由上颌骨、腭骨、额骨、蝶骨、颧骨、筛骨及泪骨7块颞面骨所构成，略呈四棱锥体形。尖端向后，即视神经孔，基底朝前下，并略向外下方。眼眶有上、下、内、外四壁，除坚厚的外壁与鼻窦无关外，其余三壁均为鼻窦所环绕。上有额窦，下有上颌窦，内有筛窦。内壁后方及眶上裂和视神经孔则与后组筛窦及蝶窦毗邻。临床上鼻窦的炎症和肿瘤等常可侵及眶内，而眶内的病变有时亦可影响鼻窦和鼻腔，故二者的关系极为密切。

1.眶上壁　又称眶顶。前方大部由额骨的三角形眶板组成，厚度仅1mm。后方一小部分由蝶骨小翼参与眶尖的形成，厚度不及3mm。若有骨质缺损，则眶顶骨膜即与颅前窝的硬脑膜直接相连。眶上缘内1/3与外2/3交界处有眶上切迹或眶上孔，供给额部皮肤的眶上神经及血管经此通过。额窦底部多位于眶顶内侧部分，但发育良好的额窦窦底可涉及眶顶的大部范围，此时眼眶与额窦的关系亦更为密切。眶顶深处即眶尖，为视神经孔（视神经管）所在处。此孔内侧以薄骨板与后组筛窦及蝶窦相隔，外、侧即眶顶与外壁的交界处为眶上裂，有动眼神经、滑车神经、展神经、三叉神经第一支及眼上静脉通过。后组鼻窦的炎症有时可波及眼眶，引起眶内炎性并发病，如球后视神经炎、视神经乳头炎等，个别严重者以及蝶筛窦癌等可同时累及视神经孔及眶上裂处的诸神经，出现第Ⅱ、第Ⅲ、第Ⅳ、第Ⅴ、第Ⅵ脑神经的麻痹症状，如眼球固定、瞳孔散大、角膜反射消失等，称眶尖综合征。

2.眶下壁　又称眶底。主要由上颌骨的眶面（上颌窦顶壁）构成，眶底前外侧的一部分为颧骨眶板，其后方的一小部分为腭骨颧突。上颌骨眶面的后缘游离，与蝶骨大翼眶面的下缘形成眶下裂，有眶下神经、颧神经、蝶腭神经节的眶支以及眶下动脉与静脉由此通过。从眶下裂起有一眶下沟于上颌骨眶面的浅表前行，渐向深部进入骨质内成为眶下管，其于上颌骨前面上方的开口称眶下孔。眶下神经及眶下动脉等经眶下管出眶下孔。一些由于眶下神经被肿瘤侵犯而引起面部疼痛的患者，可经上颌窦内沿眶底解剖出眶下神经的全长，以除去肿瘤或获取活检标本。经下颌窦径路切除骨性眶底，必要时尚可切除筛骨纸板，以便眼眶内容物疝入上颌窦，从而使恶性眼球突出患者得以减轻眶内压，并保持正常的外形。眶下壁前内缘

近鼻泪管口处有一浅窝，为下斜肌的起始部位。为眶底击伤性骨折施行复位术或行眶内减压术时，切忌损伤此肌，以免影响眼球的转动功能。

3.眶内壁　此壁自前向后由上颌骨额突、泪骨、筛骨纸板(眶板)及蝶骨体的一小部分构成。筛骨纸板为内壁的主要部分，是各眶壁中最薄者，眶内的鼻源性感染大多由此壁进入。内壁上界以额筛缝和额骨眶板连接，下界以颌筛缝移行到眶底，前界为上颌骨额突与泪前嵴，后界为视神经管眶口。内壁前方有上颌骨额突和泪骨的泪沟形成的泪囊窝。此窝为椭圆形，下接鼻泪管，窝的前后界为泪前嵴与泪后嵴，系泪囊及鼻泪管手术的重要标志。内壁上界的额筛缝中，前后各有一孔，分别称筛前孔和筛后孔。此二孔均位于眶内缘点即 Dacryon 点(额骨、泪骨和上颌骨额突交接处)和视神经管眶口内侧缘中点的连线上。该二孔 95%位于额筛缝，4%位于额筛缝之上，1%位于额筛缝之下。从 Dacryon 点至筛前孔前缘的距离平均为 15.5mm，筛前孔前缘至筛后孔后缘的距离平均为 16.7mm，筛后孔后缘至视神经管眶口内侧缘中点的距离平均为 5.2mm。筛前孔、筛后孔和视神经管眶口为筛前动脉结扎术和经眶筛蝶窦进路行视神经管减压术的重要解剖标志。筛前孔几乎都只有 1 孔(98%)，但筛后孔仅 1 孔者占 58%，还有 2 孔(38%)，3 孔(2%)，4 孔(1%)，甚至无筛后孔者(1%)。7 岁后，鼻及鼻窦和眼眶的解剖关系即发育成熟。若因发育异常、老年性骨质退变或某些病变而造成眶壁骨质缺损时，则鼻腔和鼻窦疾患即更易影响眶内。如鼻窦的急慢性炎症、黏液囊肿、良性或恶性肿瘤等可致眶内受压，导致眼球移位或突出，产生复视和视力减退等。

二、鼻、鼻窦与颅底的相关解剖

鼻腔、鼻窦和颅脑极为邻近，关系十分密切。与鼻腔、鼻窦相关者，主要为颅前窝及颅中窝。鼻腔和筛窦顶壁即为颅前窝底壁，额窦后壁为颅前窝前壁，蝶窦顶壁及侧壁为颅中窝底壁。

鼻腔顶壁即筛骨筛板，薄脆而多孔，有由硬脑膜延续的鞘膜包绕的嗅神经，由鼻腔的嗅区通过筛板的筛孔进入嗅球。筛板常较筛窦顶壁略低，鼻腔上部和筛窦手术时较易损伤筛板，导致鼻源性颅内感染。筛骨骨折时，若损伤嗅神经、嗅球或嗅束，可引起嗅觉障碍。如同时发生脑膜撕裂，则沿筛板外侧缘走行的眼动脉筛支或脑膜前动脉亦可受损出血，血液可经筛板或损伤的筛窦流入鼻腔，亦可引起脑脊液鼻漏。筛板外侧与额骨眶部之间的额筛缝，可因先天性缺陷，致使脑膜与脑组织经此膨出于鼻眶之间。筛板若有先天性缺损，则颅内蛛网膜憩室可经此而进入鼻腔，故易引起鼻源性颅内感染。若颅内压升高时，尚可导致自发性脑脊液鼻漏。

当额窦发育异常扩大时，可占据额骨的大部分，而额窦黏膜与硬脑膜之间仅隔以薄层骨板，硬脑膜与蛛网膜的静脉与额窦黏膜静脉相互通连，额窦板障层的板障静脉行向颅内并汇入上矢状窦。因而额窦的感染亦可引起颅内并发症。

颅中窝的中央部即蝶骨体，形状甚似马鞍，故称蝶鞍。垂体窝即位于蝶鞍中部凹陷内，仅以薄层骨板与蝶窦隔开。垂体窝内容纳脑垂体，其两旁有颈内动脉沟。此沟之前端与视神经孔相距 1.5cm，后端即为颈内动脉管内口，海绵窦底位于此沟内。蝶窦黏膜静脉一部分流入眼静脉，一部分汇入海绵窦。蝶窦手术或蝶窦进路施行垂体瘤切除术时应保持无菌操作，并避免损伤颈内动脉沟及海绵窦，以免导致严重的颅内感染或出血。颅底骨折多见于颅中窝，尤以蝶骨体和颞骨岩部（颅中窝后界）较为多见。蝶骨体骨折时若损伤其旁侧的颈内动脉和海绵窦，除可引起严重的鼻出血外，还可发生动静脉瘘，导致眼静脉瘀血和搏动性眼球突出。若脑膜和蝶窦黏膜损伤，则可使蛛网膜下腔与蝶窦直接相通，易引起脑脊液鼻漏或鼻源性颅内感染。

过度气化的筛窦和蝶窦，其顶壁或可缺如，此时硬脑膜和窦腔黏膜直接相贴，窦内感染尤其是急性炎症时甚易侵及颅内。蝶窦发育较大者，其上方可向两旁发展而达海绵窦或颅中窝底部，因此，急性蝶窦炎有时可引起海绵窦血栓。颅前窝底壁尚可遗留某些先天性孔道，脑膜和脑组织可经孔道形成先天性脑膜脑膨出。

近年来的研究表明，鼻颅之间还存在一些肉眼难以见到的细微交通联系。如 Jackson 等经过研究后认为，脑炎和灰白质炎等病毒可经嗅神经的神经外膜进到嗅球及蛛网膜间隙内。将 ^{198}Au 颗粒放置于松鼠猴鼻腔内，用电子显微镜观察示踪情况，发现其以每小时 2.5mm 的速度自鼻向颅内移动，于 30～60min 到达嗅球。神经膜下间隙中存在着顺行的和逆行的轴浆流动，可以阐明鼻颅之间的细微交通，此亦为鼻源性颅内感染的原因之一。总之，鼻颅之间极为密切的解剖关系，是导致鼻源性颅内并发症、鼻颅先天性疾病、鼻部手术损伤颅脑和鼻颅外伤所致鼻出血、脑脊液鼻漏以及失明等症状的解剖学因素，也是新兴的现代鼻神经外科学的解剖学基础。

第四节　鼻内泪囊应用解剖

泪囊位于眼眶内侧壁的泪囊窝内，为一膜性囊。顶部为盲端，下部移行为鼻泪管。慢性泪囊炎为临床常见的泪器疾病，手术是治疗慢性泪囊炎最有效的手段。手术方法是畅通原有阻塞的泪道或另建泪液流出的替代旁路。既往多采用经鼻外内眦部行泪囊鼻腔吻合术，随着鼻内镜的发展和广泛应用，由于其良好的照明和清晰的视野，使得鼻内进路的鼻腔泪囊造口术优点突出而成为主流。手术成功的关键在于熟悉和掌握泪囊解剖结构及其毗邻关系，正确判定泪囊窝在鼻腔外侧壁上的位置，准确无误地去除泪囊窝骨质而不损伤鼻泪管、眶纸样板、前组筛窦等结构。

一、泪囊解剖学研究及其临床应用

（一）泪囊的应用解剖研究

泪囊窝位于眼眶前部内下方，是由上颌骨额突在前、泪骨在后所形成的一个凹陷，泪囊位于其中，外有骨衣包裹。骨衣分为两层，深层在泪骨上形成其骨衣，泪囊卧于其上。浅层覆盖于前后泪嵴上，形成泪筋膜。

泪囊紧贴泪囊窝骨壁呈卵圆形。国人泪囊长度（泪囊顶部至下端狭窄处）为（13.3±2.2）mm。

内侧壁宽（泪囊内侧壁前后最宽的距离）为（6.0±1.1）mm。横径（泪囊长轴左右方向最宽处）为（4.9±0.9）mm。容积为（0.33±0.07）mm。

泪囊前界在鼻腔外侧壁上的投影标志为鼻腔外侧壁中鼻道前房的后部（相当于中鼻道前方）的一垂直走行的骨棱，它与上颌骨额突构成的前泪嵴相对应，骨质较厚且坚硬；泪囊后界在鼻腔外侧壁上的投影标志可视为后泪嵴与纸样板交界处在鼻腔外侧壁上相对应的钩突基部，骨质较薄弱。故泪囊窝骨质自前向后、自上向下由厚变薄，钩突的后方为半月裂孔，该裂孔前部有额窦、前组筛窦开口，后部有上颌窦开口。在中鼻道前方黏膜内有较粗大的筛前动脉走行，后泪嵴之后为眶纸样板，纸样板外侧为眶骨膜及眶脂体。泪囊下半部隔上颌骨额突及泪骨隔与中鼻甲为邻，其上半部则与前组筛窦接近。以泪囊窝与前组筛窦的解剖学关系分类，分为以下 3 型：Ⅰ型（31.2%），为前组筛房前界达泪囊的后泪嵴。Ⅱ型（50%），为前组筛房前界达泪囊的泪颌缝。Ⅲ型（18.8%），为前组筛房前界超过泪颌缝达前泪嵴。与国外数据Ⅰ型 6%，Ⅱ型 53%，Ⅲ型 41%有一定差距。泪囊上界为泪囊顶。泪囊窝向下向前止于钩子形的钩状突，此突与上颌骨泪切迹相遇构成骨性鼻泪管上口。泪囊下界在此处向下延续为鼻泪管，开口于下鼻道前部。

（二）泪囊解剖学的临床应用

1.解剖定位

（1）以前鼻嵴垂直于鼻腔底的假想线（M）为标志线：测量其与泪囊前后壁的距离分别为（6.8±4.0）mm 和（11.0±2.2）mm。

（2）以泪总管口为基准点：泪囊的一小半体积位于泪总管口之上，一大半位于其下，上下之比为5∶7。因此，术前用泪道探针或激光光纤行泪道探查时，将其沿水平方向经泪总管口进入泪囊，探针所抵骨壁或激光光斑所在位置即为泪囊中上部在鼻腔外侧壁上的投影，此法较简便且精确，但应注意泪道探查时方向准确、手法轻柔，避免假道形成。此外，如果在术中通过开放的泪囊能够看到泪总管口，就可以肯定造口的位置已足够高，骨窗面积已足够大，泪囊已充分开放。

(3)以鼻小柱基部为基准点：鼻小柱基部作为术中鼻外定位标志较明确直观，它至泪囊顶部和下部的距离及分别与鼻腔底的夹角可作为鼻内镜进入深度及倾斜度的参考。使用带刻度的筛窦开放钳，可在术中较直观地估计泪囊的位置，此法因在术中系目测夹角，带有一定的人为因素，故实际操作可能存在误差。

(4)以中鼻甲为基准点：泪囊后界（泪后嵴后缘）至中鼻甲前缘的距离为(0～4.46)mm，泪囊前界至中鼻甲附着处前缘的距离为(11.32±1.84)mm，中鼻甲前缘覆盖泪囊窝后界的占20%，不覆盖的占80%。大多数既往国外解剖图谱或文字描述均认为泪囊仅有0.20%位于中鼻甲附着处之上。至今国内研究亦认为，泪囊窝上界平中鼻甲前端附着处平面甚至位于其下。近年来，有国外学者提出“中鼻甲腋”（即中鼻甲前端位于鼻腔外侧壁的附着处）的概念来准确描述中鼻甲腋与泪囊的解剖关系。并使用泪囊造影高分辨率CT扫描来观测中鼻甲腋与泪囊顶、底的关系，沿泪囊长轴其顶、底距中鼻甲腋分别为：8.8mm(SD=0.2，95% CI=1.3)和4.1mm(SD=2.3，95% CI=1.1)。因此，得出结论为，泪囊的大部分位于中鼻甲腋之上，小部分位于其下，推翻了传统的结论。

(5)影像学定位：泪囊造影CT扫描不失为一种简便且准确的无创检查手段，能使手术医师对患者的泪囊大小、形态、定位、毗邻结构、鼻腔及鼻窦情况有一个较全面的了解。国人泪囊容积正常值可供造影时注入造影剂提供参考，泪囊容积的正常值为(0.3±0.07)mL，可作为读片及手术时判断泪囊扩张程度的形态学依据，提示术中造口的大小。

2.毗邻结构　鼻内镜下鼻腔泪囊造口术存在鼻内定位及定向困难的缺点，因此，熟悉泪囊毗邻结构对于避免手术并发症，提高手术成功率具有重要临床意义。

(1)中鼻甲。术中如遇中鼻甲肥大且覆盖泪囊内侧壁（占1/5），必须切除部分覆盖泪囊的中鼻甲，否则将不利于术后引流，影响手术成功率。术前可根据中鼻甲向前延伸的情况判断泪囊内侧壁是否被覆盖，如中鼻甲距M线（鼻嵴垂直于鼻腔底的假想线）较近，其覆盖泪囊的可能性较大，反之则较小。同时应考虑泪囊宽度增加等其他因素存在的可能性。

(2)前组筛窦。国人前组筛窦向前气化达到泪囊窝上半部内侧者占总数的70%左右，因此，术中向上扩大骨窗开放泪囊时，常常遇到筛房，此时会加大泪囊到鼻腔的距离，不利于泪囊与鼻腔黏膜吻合及术腔引流，甚至将前筛气房误认为泪囊。在这种情况下应切除泪囊内侧的筛房，采用鼻外定位方法（如泪道探查）再次准确定位泪囊窝。

（3）眶纸样板。后泪嵴之后为眶纸样板，纸样板外侧为眶骨膜及眶脂体。因此与后泪嵴相对应的钩突基部是手术的后上界标志，术中应不超越此标志，否则会损伤眶纸样板进入眶脂体内，导致眶内感染。

（4）鼻旁窦开口。钩突的后方为半月裂孔，该裂孔前部有额窦、前组筛窦开口，后部有上颌窦开口。若手术从钩突向后下操作，则可能伤及这些开口，造成窦口阻塞。

（5）筛前动脉。筛前动脉走行于中鼻道前方黏膜内，术中若损伤了筛窦和较粗大的筛前动脉，则有可能引起大出血。因此应严格控制鼻内镜进入的深度和角度，向后不超过钩突基部，向前不超过"骨棱"，就可避免损伤筛窦和筛前动脉。

二、研究现状

（一）泪囊在鼻腔外侧壁上的定位与中鼻甲腋的关系

泪囊在鼻腔外侧壁上的投影，及其顶、底与中鼻甲附着处（中鼻甲腋）的解剖关系，国内外数据存在较大差距，给术中判明造口位置及所打开的骨窗大小是否既能充分引流又不伤及周围重要结构带来困难。如果造口位置过高，泪囊下端未完全打开，易形成盲袋，手术引流不彻底，使排除物滞留，术后挤压泪囊时仍有分泌物从上下泪小点溢出。如果造孔位置过低，甚至错误地开放了鼻泪管，而使大部分泪囊未能开放，则不能从根本上解决因泪囊炎症导致的泪道梗阻问题。

回顾分析 208 例失败的鼻腔泪囊造口术，发现手术失败的主要原因在于造口定位和所开骨窗面积不足。造口面积过小会形成贮槽，进而形成黏液囊肿，结果使临床症状反复出现。导致鼻腔泪囊造口术失败的主要原因之一即泪囊开放面积过小，尤其是中鼻甲腋以上的部分未能充分开放，同时这部分的泪囊骨质坚硬也增加了开放难度。国内杂志及有关鼻内镜的专业书籍中标定泪囊的鼻腔表面投影位置可能过低，认为泪囊手术的上界应平中鼻甲附着处，可能会使鼻内镜医生在做鼻腔泪囊造口术时定位偏下，甚至开放了鼻泪管，加大了手术的难度，增加了手术失败率。

（二）泪囊鼻外定位与泪总管、内眦韧带的关系

上下泪小管起自泪小点，垂直于眼睑后呈水平方向走行，向内于眼睑直趋内眦部，在相当于眼内眦部水平，上下泪小管相遇汇合成泪总管进入泪囊，泪总管位于

泪囊的开口即泪总管口。使用泪囊造影高分辨率CT扫描以了解泪总管口与泪囊顶、底的关系，测量数据显示沿泪囊长轴泪囊顶距泪总管为5.3mm（SD=1.7.95% CI=0.56），泪囊底距泪总管为7.7mm(SD=2,95% CI=1.3)。泪囊的大部分实际上是位于前后两部内眦韧带之间，而内眦韧带前部位置表浅，在体表极易触及，因此有临床医生用一把枪状镊子将其一脚尖置于患者内眦韧带水平，另一脚沿鼻腔外侧壁经前鼻孔深入鼻腔，脚尖所指即为泪囊中上部在鼻腔外侧壁上的投影位置。此法简便易行，但受人为因素影响，精确性有待进一步验证。

第五节　咽部解剖要点

咽是呼吸道和消化道上端的共同通道，上宽下窄，略呈漏斗状。上起颅底，下至第6颈椎，成人全长12cm。前方与鼻腔、口腔和喉相通，后壁邻接椎前筋膜，两侧与颈部大血管和神经毗邻。

一、咽的分部

咽自上而下分为鼻咽、口咽和喉咽3部分(图1-1)。

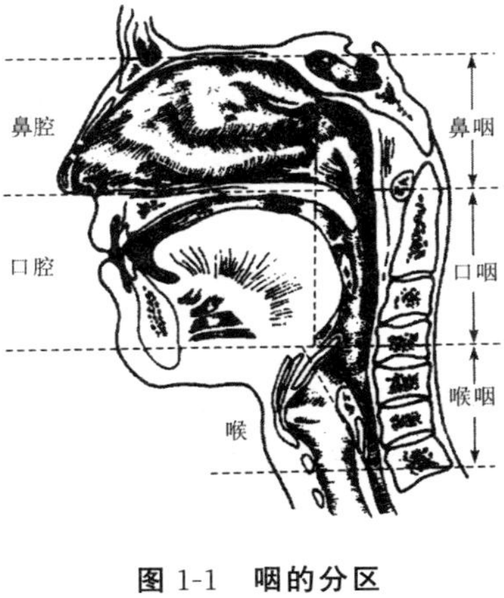

图1-1　咽的分区

1.鼻咽　又称上咽，位于颅底与软腭游离缘平面之间。前方经后鼻孔与鼻腔相通，后壁平对第1、第2颈椎，下方与口咽相通。顶部黏膜下有丰富的淋巴组织集聚，呈橘瓣状，称咽扁桃体，又称腺样体。两侧壁有咽鼓管咽口，此管与中耳腔相通。咽鼓管咽口周围有散在的淋巴组织，称咽鼓管扁桃体。咽口后上方有一半环形隆起，称咽鼓管圆枕。咽鼓管圆枕后上方有一凹陷区，称咽隐窝，较隐蔽，为鼻咽癌好发部位。若腺样体肥大，可堵塞鼻咽腔影响鼻呼吸，若阻塞咽鼓管咽口可引起听力减退。

2.口咽　又称中咽，为口腔向后方的延续，介于软腭与会厌上缘平面之间，通常所谓咽部即指此区。向前经咽峡与口腔相通。咽峡是指由腭垂，又称悬雍垂和软腭游离缘、舌背、两侧腭舌弓和腭咽弓共同构成的一个环形狭窄部分。腭舌弓和腭咽弓之间为腭扁桃体，在每侧腭咽弓的后方有条状淋巴组织，名咽侧索。咽后壁黏膜下有散在淋巴滤泡。舌根上面有舌扁桃体(图 1-2)。

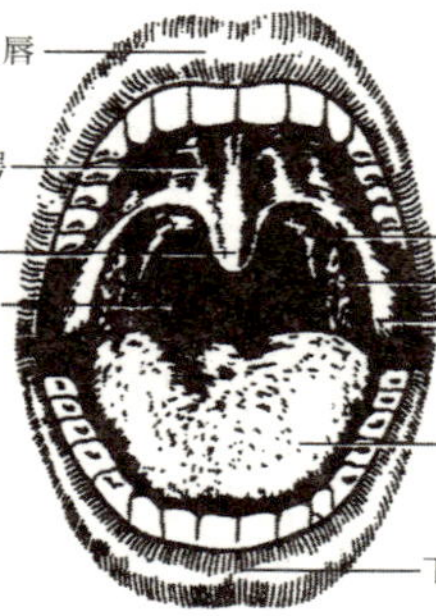

图 1-2　咽峡的组成

3.喉咽　又称下咽，位于会厌上缘与环状软骨板下缘平面之间，上接口咽，下连食管入口，该处有环咽肌环绕，前面与喉腔相通，前面自上而下有会厌、杓会厌皱襞和杓状软骨所围成的入口，称喉口。在喉口两侧各有一较深的隐窝名为梨状窝，是异物常嵌顿之处。舌根与会厌之间左右各有一浅窝，称会厌谷，是异物易存留之处。两侧梨状窝之间、环状软骨板之后称环后隙(图 1-3)。

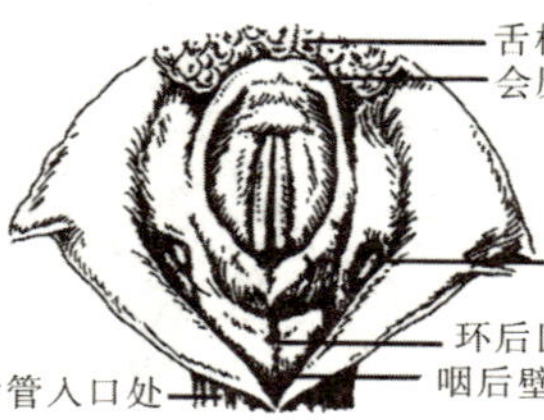

图 1-3　喉咽

二、咽壁的构造

咽壁由内向外有 4 层，即黏膜层、纤维层、肌肉层和外膜层。咽壁的肌肉按其功能分为 3 组，包括咽缩肌组、提咽肌组和腭帆肌组。这些肌肉相互协调，完成吞咽动作并保持咽鼓管正常功能。外膜层即筋膜层，位于咽肌的外层，包绕颈部的肌肉、血管、神经等重要器官和组织。在咽筋膜与邻近的筋膜之间的疏松组织间隙中，较重要的有咽后隙、咽旁隙（图 1-4）。这些间隙的存在，有利于咽腔在吞咽时的运动，协调头颈部的自由活动，获得正常的生理功能。咽间隙的存在既可将病变局限于一定范围之内，又为病变的扩散提供了途径。

1.*咽后间隙*　位于椎前筋膜和颊咽筋膜之间，上起颅底，下达上纵隔，相当于第 1、第 2 胸椎平面，咽缝将此间隙分为左右两部分。间隙内有淋巴组织，婴幼儿期有数个淋巴结，儿童期逐渐萎缩，至成人仅有极少淋巴结，引流扁桃体、口腔、鼻腔后部、鼻咽、咽鼓管等部位的淋巴，因此，这些部位的炎症可引起咽后间隙感染，甚至于形成咽后间隙脓肿。

2.*咽旁间隙*　位于咽后间隙的两侧，左右各一，底向上、尖向下，形如锥体。锥底向上至颅底，锥尖向下达舌骨。咽旁间隙可再细分为前隙和后隙，前隙较小，内侧与腭扁桃体毗邻，腭扁桃体炎症可扩散到此间隙。后隙较大，有颈动脉鞘和舌咽神经、迷走神经、舌下神经、副神经及交感神经干通过。

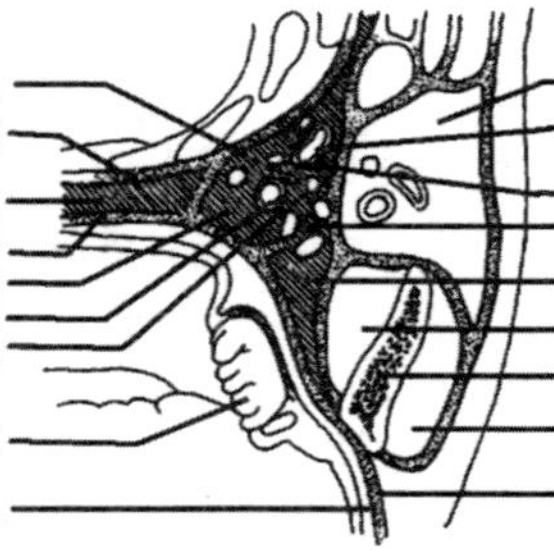

图 1-4　咽部的筋膜间隙

三、咽的淋巴组织

咽黏膜下淋巴组织丰富，较大淋巴组织团块呈环状排列，称为内环淋巴，又称 Waldeyer 淋巴环，主要由咽扁桃体（腺样体）、腭扁桃体、舌扁桃体、咽鼓管扁桃体、咽后壁淋巴滤泡及咽侧索等组成。淋巴外环包括下颌角淋巴结、下颌下淋巴结、颏下淋巴结、咽后淋巴结等（图 1-5）。内环淋巴可引流到外环淋巴，因此，若咽部的感染或肿瘤不能为内环的淋巴组织所局限，可扩散或转移至相应的外环淋巴结。内环的淋巴组织在儿童期处于增生状态，一般在 10 岁以后开始萎缩退化。

1.*腭扁桃体*　习惯称为扁桃体，位于腭舌弓和腭咽弓之间的扁桃体窝内，是一对扁卵圆形的淋巴上皮器官，为咽淋巴组织中最大者。其内侧游离面黏膜上皮为鳞状上皮，上皮向扁桃体实质内陷入形成一些分支状盲管，深浅不一，盲管开口在扁桃体表面的隐窝，细菌易在盲管和陷窝内存留繁殖，形成感染“病灶”。

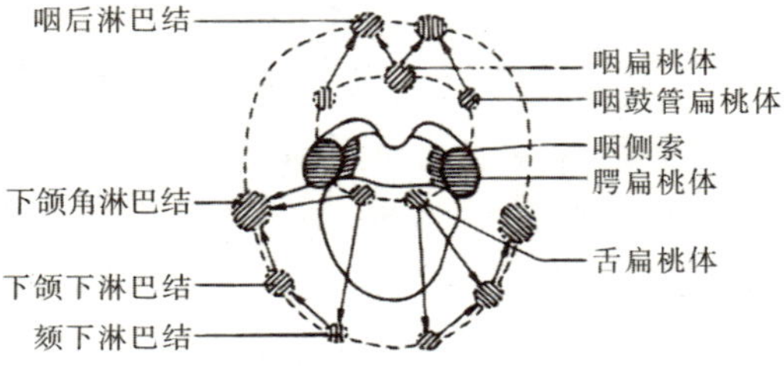

图 1-5　咽淋巴环

2.咽扁桃体　又称腺样体，位于鼻咽顶与后壁交界处，形似橘瓣，表面不平，有5～6条纵行沟裂，细菌易存留于此；在其下端有时可见胚胎期残余的凹陷，称咽囊。腺样体于出生后即已发育，6～7岁时最大，通常10岁以后逐渐萎缩。腺样体肥大可引起鼻阻塞、打鼾等症状，也可影响咽鼓管功能，引发中耳炎。

第六节　喉部解剖要点

喉是呼吸道的门户，位于舌骨之下的颈前正中部，上通喉咽腔，下接气管，在成人相当于第3～第6颈椎平面之间。喉由软骨、肌肉、韧带、纤维组织和黏膜等构成，其形状呈锥形管腔（图1-6）。

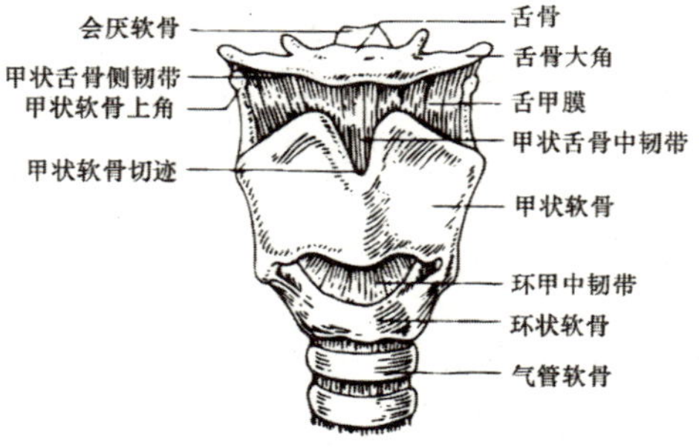

图 1-6　喉的前面观

一、喉软骨

构成喉支架的软骨共有11块（图1-7）。会厌软骨、甲状软骨、环状软骨为单一软骨，杓状软骨、小角软骨、楔状软骨及麦粒软骨左右各一个。喉软骨间由纤维韧带连接。

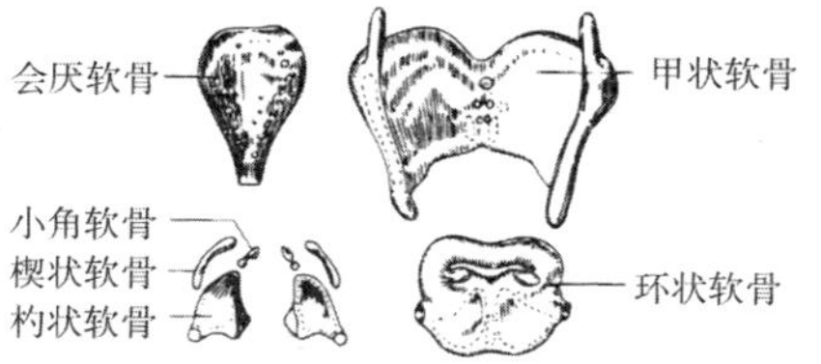

图 1-7　喉的软骨

1.会厌软骨　通常呈叶片状，上宽下窄，稍卷曲，其上有一些小孔，使会厌喉面和会厌前间隙相连。会厌软骨位于喉的上部，其表面覆盖黏膜，构成会厌。吞咽时会厌盖住喉入口，防止食物进入喉腔。会厌可分为舌面和喉面。舌面组织疏松，易患会厌炎。儿童时期会厌呈卷叶状，质较软。

2.甲状软骨　为喉部最大软骨。由两块对称的四边形甲状软骨板在前方正中融合而成，和环状软骨共同构成喉支架的主要部分。甲状软骨正中上方呈V型陷凹，称甲状软骨切迹，是颈部中线的标志。成年男性此切迹下方向前突出，称为喉结。左右侧软骨板后缘分别向上、向下延伸，形成上角和下角。

3.环状软骨　位于甲状软骨之下，第一气管环之上，形状如环。前部较窄，称环状软骨弓。后端宽，称环状软骨板，此软骨是喉气管中唯一完整的环形软骨，对保持喉气管的通畅至关重要。如果外伤或疾病引起环状软骨损伤，常可引起喉狭窄。

4.杓状软骨　形如三棱锥体，左右各一，位于环状软骨板上缘。其底部和环状软骨之间形成环杓关节，其运动使声带张开或闭合。底部前端有声带突，为声带附着处。底部外侧为肌突，有环杓后肌和环杓侧肌附着其后部及前外侧面。

5.小角软骨　位于杓状软骨的顶部，居杓会厌襞后端。

6.楔状软骨　位于两侧杓会厌襞中，在小角软骨之前，可能缺如。

二、喉肌

分为喉内肌和喉外肌两组(图 1-8)。喉外肌位于喉的外部，将喉与周围结构相连接，有固定喉和牵拉喉体上升或下降的功能。喉内肌是与声带运动有关的肌肉。按其功能分为以下 4 组。

1.使声门张开的肌肉　主要来自环杓后肌，该肌起自环状软骨背面的浅凹，止于杓状软骨肌突的后面。该肌收缩使杓状软骨的声带突向外侧转动，将声门裂的后端分开，开大声门。

2.使声门关闭的肌肉　其中有环杓侧肌和杓肌。环杓侧肌起于环状软骨弓上缘，止于杓状软骨肌突的前面。杓肌附着在两侧杓状软骨上。环杓侧肌和杓肌收缩使声带内收而声门闭合。

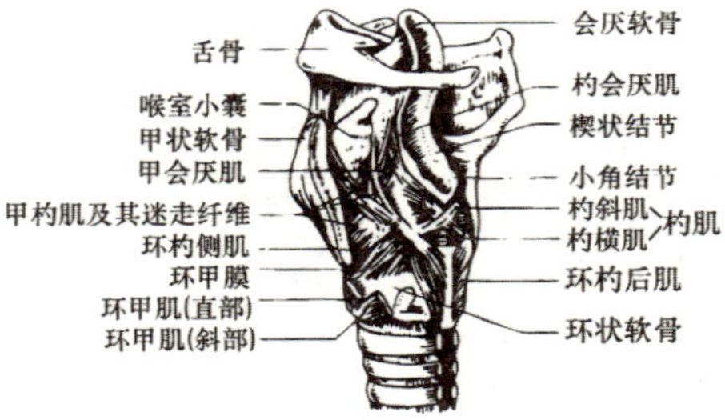

图 1-8 喉的肌肉

3.使声带紧张和松弛的肌肉 包括甲杓肌和环甲肌。甲杓肌收缩使声带松弛，并且该肌的紧张度与发音的音调相关。环甲肌收缩时以环甲关节为支点，使甲状软骨和环状软骨弓接近，从而拉紧甲杓肌，使声带紧张度增加。

4.使会厌活动的肌肉 包括使喉入口关闭的杓会厌肌和使喉入口开放的甲会厌肌，会厌游离缘两侧杓会厌皱襞及杓区构成喉入口，杓会厌肌收缩将会厌拉向后下方，使喉入口关闭。甲会厌肌收缩将会厌拉向前上方而使喉入口开放。

三、喉腔

喉腔上界为喉入口，下界相当于环状软骨下缘。被声带分隔成声门上区、声门区和声门下区(图 1-9)。

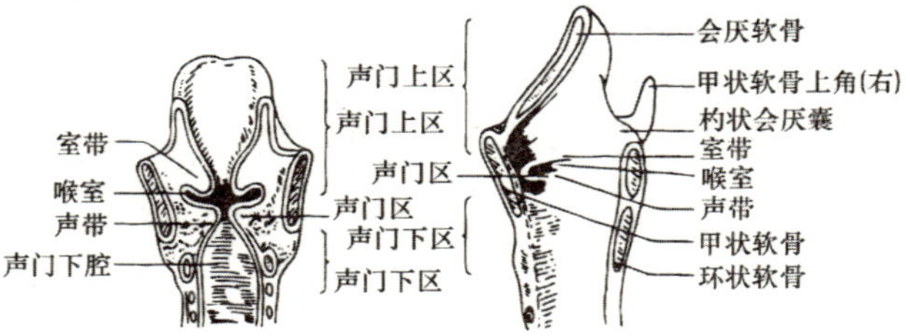

图 1-9 喉腔的分区

1.声门上区 声带上缘以上的喉腔称为声门上区，其上界为由会厌游离缘、杓会厌襞及杓状软骨间切迹组成的喉入口。前壁为会厌软骨，后壁为杓状软骨，两侧为杓会厌襞。声带上方与之平行的皱襞为室带，亦称假声带，声带和室带之间开口呈椭圆形的腔隙称为喉室，其前端向上向外延展成一小憩室，名喉室小囊，囊内有黏液腺分泌黏液，润滑声带。喉前庭位于喉入口与室带之间。

2.声门区　两侧声带之间的区域称为声门区。声带左右各一，在室带下方，是由黏膜、声韧带、肌肉构成的白色带状组织，边缘整齐。声带张开时，出现一个顶向前的等腰三角形的裂隙称声门裂，简称声门，为喉腔最狭窄处。声门裂的前端称前联合。

3.声门下区　位于声带下缘和环状软骨下缘之间，声门下区和气管相连。该腔上小下大。

幼儿期该区黏膜下组织疏松，炎症时容易发生水肿，常引起喉阻塞。

四、喉的淋巴

喉的淋巴以声门区为界，分为声门上区组和声门下区组(图 1-10)。声门上区的组织中有丰富的淋巴管，汇集于杓会厌皱襞后形成较粗大的淋巴管，主要进入颈内静脉周围的颈深上淋巴结，有少数淋巴管汇入颈深下淋巴结或副神经淋巴结链。声门区几乎没有深层淋巴组织，故将声门上区和声门下区的淋巴系统隔开。声门下区组织中的淋巴管较少，汇集后通过环甲膜，进入颈深下淋巴结下群及气管前淋巴结。通常喉部的淋巴引流按区分开，左右不交叉。

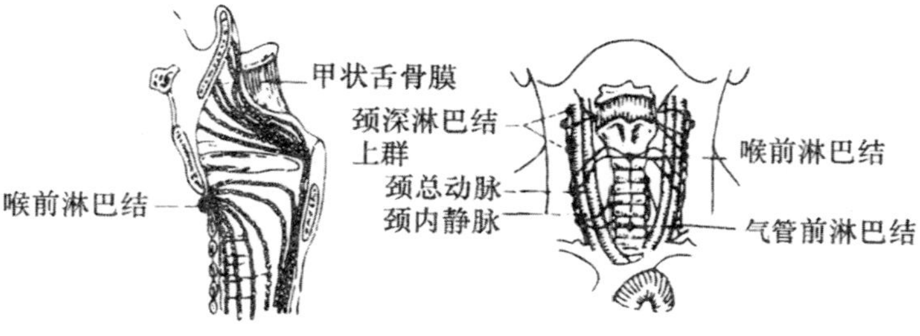

图 1-10　喉的淋巴

五、喉的神经

有喉上神经和喉返神经，两者均为迷走神经分支(图 1-11)。喉上神经于舌骨大角平面分为内、外支，外支主要为运动神经，支配环甲肌和咽下缩肌，内支主要为感觉神经。喉返神经是喉的主要运动神经。左侧喉返神经绕主动脉弓，右侧喉返神经绕锁骨下动脉，继而上行，支配除环甲肌外的喉内各肌的运动。同时也有一些感觉支支配声门下区黏膜的感觉。左侧喉返神经的径路较右侧长，故临床上受累机会也较多。

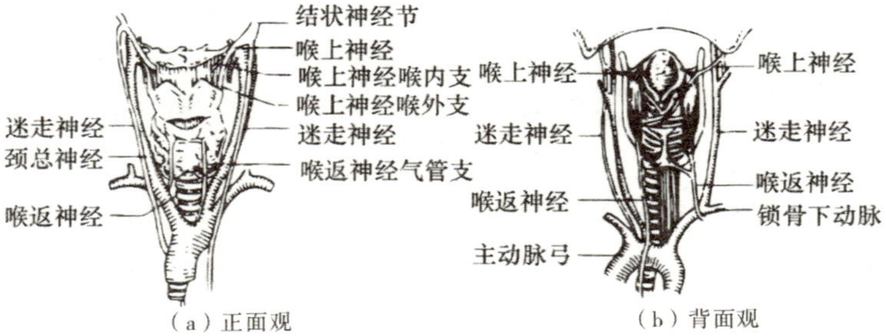

图 1-11　喉的神经

第七节　颈部解剖要点

一、颈部界限及分区

（一）颈部界限

1.上界　下颌骨下缘，下颌角至乳突尖连线，上项线（枕外隆凸向两侧延伸的骨嵴，深面为横窦）及枕外隆凸。

2.下界　胸骨上切迹，胸锁关节，锁骨和肩峰（与锁骨外侧端构成肩锁关节）至第 7 颈椎肌突的连线。

（二）颈部分区

斜方肌前缘以前的部分称为颈部，斜方肌被覆的部分称为顶部。颈部又以胸锁乳突肌为界分为颈前区（颈前三角）、胸锁乳突肌区和颈外侧区（颈后三角）。

1.颈前区　内界为颈中线，上界为下颌骨下缘，外界为胸锁乳突肌前缘。颈前区又以舌骨为界分为舌骨上区和舌骨下区。舌骨上区由二腹肌前腹分为下颌下三角和颏下三角。下颌下三角在二腹肌前后腹和下颌骨下缘之间。颏下三角在二腹肌前腹和舌骨体上缘之间。舌骨下区由肩胛舌骨肌上腹分为颈动脉三角和肌三角。颈动脉三角也叫颈动脉上三角，在胸锁乳突肌前缘、二腹肌后腹和肩胛舌骨肌上腹之间。肌三角也叫颈动脉下三角，在胸锁乳突肌前缘、肩胛舌骨肌上腹和颈前正中线之间。

2.颈外侧区或颈后三角　位于胸锁乳突肌后缘、斜方肌前缘和锁骨之间。肩胛舌骨肌下腹将其分为上部较大的枕三角或称肩胛舌骨肌斜方肌三角，位于斜方肌前缘、胸锁乳突肌后缘和肩胛舌骨肌下腹之间，下部较小的肩胛舌骨肌锁骨三角或肩锁三角，位于胸锁乳突肌、肩胛舌骨肌下腹和锁骨之间。

3.胸锁乳突肌区　为胸锁乳突肌所被覆部分。

二、颈部各区的内容及毗邻

（一）颈前区

1.舌骨上区

（1）下颌下三角：①主要内容：下颌下腺，分两部分，浅部较大，在下颌舌骨肌浅面，深部较小，在此肌后缘，其前端接下颌腺管，开口于口底。②毗邻关系。下面：颈深筋膜浅层，面前、面后静脉及其汇合形成的面总静脉和淋巴结。外面：下颌骨内侧面和翼内肌下部，面动脉（颌外动脉）在此线的后方。深面：二腹肌后腹，茎突舌骨肌，下颌舌骨肌，舌骨舌肌。内下：舌下神经，舌下神经以上、舌骨大角梢上有舌神经和颈外动脉分出的舌动脉。下颌下腺的神经支配为来自面神经鼓索支的副交感神经纤维，随舌神经行走。

（2）颏下三角：其中有 4～6 个淋巴结，舌骨舌肌将其与舌下间隙分开。

（3）舌骨上区的 4 对肌肉：①下颌舌骨肌：起自下颌内侧面，止于舌骨体。作用为拉舌骨向前上，由三叉神经支配。②二腹肌：起自乳突切迹，止于下颌骨二腹肌窝。作用为下拉下颌骨（前腹），由三叉神经支配，上提舌骨（后腹），由面神经支配。③茎突舌骨肌，起自茎突根部，止于舌骨大角。作用为拉舌骨向上，由面神经支配。④颏舌骨肌，起自下颌颏棘，止于舌骨体。作用为拉舌骨向上，由舌下神经支配。

2.舌骨下区

（1）颈动脉三角：主要结构有颈总动脉及其分支、颈内静脉及其属支、舌下神经、迷走神经。①颈动脉球：颈内外动脉分叉处的后面和内侧面，为棕红的椭圆小体，长 4～7mm，宽 2～3mm，含来自颈上神经节和舌咽神经的纤维，是一化学感受器，受血内缺氧刺激，可反射性引起心率加快，血压上升，呼吸增快。②颈动脉窦：颈内动脉起始处的梭形膨大，窦壁内有舌咽神经的分支，还有交感和副交感纤维分布，是压力感受器，受刺激可反射性引起心率变慢，血压降低。手术中如直接刺激到颈动脉窦，应先局部封闭（普鲁卡因或利多卡因），以免引起心率和血压下降。③颈内动脉：在颈外动脉后外，颈内静脉、迷走神经大多位于其外，其后方是交感干，隔有椎浅筋膜。结扎一侧颈内动脉，1/3～1/2 的患者出现脑血供障碍，发生脑软化和半侧瘫。④颈内静脉：起自颈静脉孔，伴颈内动脉下降，接受面总静脉、舌静脉等。结扎一侧不影响脑血回流。⑤面总静脉：在下颌角后方，其与颈内静脉交角处有二腹肌淋巴结（临床上称角淋巴结，鼻咽癌转移可先至此）。⑥舌下神经：由上方进入颈动脉三角，在二腹肌下缘呈弓形跨过颈内外动脉浅面，发出舌下神经降支，有第1颈神经参与。

此外还有颈外动脉及其分支（甲状腺上动脉、咽升动脉、舌动脉、面动脉、枕动脉、耳后动脉、上颌动脉、颞浅动脉）。结扎颈外动脉的部位一般选在甲状腺上动脉与舌动脉之间，必须选在甲状腺上动脉以上，因为：①甲状腺上动脉与甲状腺下动脉有许多吻合支，结扎甲状腺上动脉下方不能阻断血流（甲状腺下动脉—甲状腺上动脉—颈外动脉）；②此处结扎可使颈外动脉血流继续进入甲状腺上动脉，在颈外动脉结扎处下方不易形成血栓，无血栓脱落进入颈内动脉的危险。

（2）肌三角。内容：甲状腺、甲状旁腺、颈段气管和食管、颈前带状肌。

①甲状腺：腺体呈“H”形或“U”形，两侧叶相对5～7颈椎平面，借甲状腺峡相连，遮被2～4气管软骨环，有时缺如，其结构和生理作用复杂。其毗邻关系复杂，肿大时可压迫气管、食管，引起呼吸、吞咽困难，压迫喉返神经引起声嘶，腺癌压迫交感干，出现Horner综合征、颈总动脉向外移位。其血供极丰富，有甲状腺上下动脉，有的有最下动脉供应，此外气管、食管的分支也参与。甲状腺下动脉为锁骨下动脉、甲状颈干分支，沿前斜角肌内缘上升至第6颈椎平面，几乎以直角弯向内下，经颈动脉鞘后方入腺叶后面。

甲状腺最下动脉：13%左右的人有此动脉，发自头臂干、主动脉弓、右颈总动脉、锁骨下动脉和胸廓内动脉等处，沿气管前方上升，进入甲状腺峡。

甲状腺的静脉有上、中、下、最下静脉。上、中静脉汇入颈内静脉，下、最下静脉汇入头臂静脉。甲状腺的神经支配有来自颈中神经节的交感纤维和迷走神经的副交感纤维。

②上下甲状旁腺：位于甲状腺侧叶后面真假被膜之间的疏松结缔组织中（甲状腺的外膜称真被膜，由气管前筋膜包绕而形成的甲状腺鞘称假被膜，其在真被膜外），左右各2个（80%），多于4个者占6%，少于4个者占14%。上对甲状旁腺一般位于甲状腺侧叶内缘后方上、中1/3交界附近；下对甲状旁腺与甲状腺下动脉的关系十分密切，位于腺外缘下1/3的后面。上甲状旁腺位于环甲连接处，甲状腺侧叶后方者占77%；下甲状旁腺位于甲状腺下极的前或后外侧者占42%。其血流和神经分布同甲状腺。甲状旁腺全部摘除后发生血钙降低、抽搐等。

③颈段气管：气管上起环状软骨下缘，胸骨上切迹平面以上为颈段，长6.5cm，横径1.5～2.5cm，软骨环6～8个。仰头或低头时，气管可上下移动1.5cm。转头时气管移向同侧，而其后的食管移向对侧。3～5岁儿童颈段气管长4.0cm，横径0.5cm，其胸腺和头臂静脉往往高出胸骨上切迹，气管切开时应注意。其血供来自甲状腺下动脉，静脉入头臂静脉，淋巴引流到颈深淋巴结。神经支配有交感神经，

来自颈中神经节，司血管收缩。副交感神经来自迷走神经，司感觉、腺体分泌和肌肉运动。

④颈段食管：食管由横纹肌组成，内衬黏膜。颈段占全长1/5，上在环状软骨下缘平面同下咽相连，在胸骨上切迹移行为胸段，食管起始部正对第6颈椎横突平面，距上切牙15cm，略偏左侧。颈段血供来自甲状腺下动脉，静脉入同名静脉，迷走神经分支和交感神经构成的食管丛布于食管。淋巴引流到气管前淋巴结和颈深淋巴结。

⑤带状肌：共4对。3对遮被甲状腺。胸骨甲状肌下拉喉，其他肌下拉舌骨。其神经支配：甲状舌骨肌为颈1、颈2神经，通过舌下神经。其他由颈1～3神经和颈襻支配。

⑥喉上神经和喉返神经：喉上神经分内外支，内支伴喉上动脉穿舌甲膜入喉，司声门上喉黏膜感觉。喉外支伴甲状腺上动脉下行，支配环甲肌运动。喉返神经左侧绕过主动脉弓，在气管食管沟内垂直上升，右侧绕过头臂静脉在气管食管沟前方斜形向上，都经过环甲关节的后方入喉，故甲状软骨下角可作为寻找喉返神经的标志。甲状腺次全切时，右侧喉返神经损伤机会远比左侧多，单侧喉返神经损伤致一侧声带麻痹招致声嘶，无窒息危险，双侧损伤可致严重呼吸困难。若喉上神经外支与喉返神经全部损伤，声带处于“尸位”，发生窒息，应紧急气管切开。单侧喉上神经外支损伤，由于环甲肌麻痹，可出现声音低、粗，且疲劳。

（二）胸锁乳突肌区

1.胸锁乳突肌　起始部分两头，一头为圆腱，起自胸骨柄前面。另一头为肌性部，起自锁骨内1/3，止于乳突外侧面及上项线外1/3，其血液供应来自枕动脉和甲状腺上动脉，神经支配来自副神经和颈2、颈3的分支，一侧肌收缩头转向对侧、偏向本侧，二肌收缩时低头，一侧痉挛出现斜颈畸形。

2.舌下神经襻或颈襻　前支同舌下神经联合后又离开舌下神经，下降于颈内静脉外侧，称为舌下神经降支或颈襻上根。颈2、颈3分支联合下降称颈襻下根，经颈内静脉浅面下降，在肩胛舌骨肌中间腱上缘处、颈动脉浅面与上根汇合称颈襻，襻的下缘平环状软骨，然后分支支配肩胛舌骨肌上下腹、胸骨舌骨肌和胸骨甲状肌，在环状软骨平面切断舌骨下肌，可避免损伤肌神经。

3.颈丛　位于胸锁乳突肌深面和中斜角肌、肩胛提肌浅面之间，由上位4个颈神经前支互相联系而成，分出浅支和深支，浅支至皮下，深支分布于颈深层肌肉，其最重要的一支是膈神经。

4.膈神经　由颈2、颈3、颈4或颈3、颈4、颈5前支组成，在前斜角肌前面为椎浅筋膜所覆盖，由外上斜向内下，走行于胸膜顶前内侧，经锁骨下动脉、静脉之间入纵隔。一侧膈神经损伤，该侧膈肌麻痹，因腹压而隆起，将同侧肺压缩 1/3（主要下叶）。副膈神经出现率占 1/3，发自颈 5 或颈 5、颈 6，可在膈神经主干两侧，特别是外侧。

5.交感干和颈交感节　颈交感干位于脊柱两侧，被椎前筋膜所覆盖，由颈上、中、下 3 个交感节及其节间支组成，由胸部上升，超过第 1 肋颈，沿椎动脉内侧上行，最后位于颈动脉鞘后方终于颈上神经节。颈上神经节最大，长 3.0cm，位于颈 2、颈 3 颈椎横突前方。颈中神经节小或不经常出现，位于颈动脉结节平面。颈下神经节位于椎动脉起始部的后方，交感神经融合，三节均发心支组成心丛。

6.迷走神经　走行于颈内（颈总）动脉和颈内静脉间稍后方，沿途同交感神经广泛联系，其颈段主要有 4 个分支：喉上神经、喉返神经、咽支（是运动纤维，分布于咽壁，并与舌咽神经和交感神经组成咽丛）、心上支（每侧有两支参与心丛组成，其中一支为减压神经，分布于主动脉弓，与降血压有关）。

（三）颈外侧区

由肩胛舌骨肌的下腹分成枕三角和肩锁三角，其前为胸锁乳突肌后缘，后方为斜方肌前缘，下为锁骨中外 1/3。

1.枕三角（肩胛舌骨肌斜方肌三角）　其中有副神经通过。副神经自颈静脉孔出颅，沿二腹肌深面和颈内静脉前外侧、乳突尖下 3.5cm、胸锁乳突肌前缘上中 1/4 交点深面斜向后下，在其后缘上中 1/3 交界处进入枕三角，斜向下外进入斜方肌前缘中下 1/3 交界处。此神经周围有淋巴结排列。一侧副神经受损，耸肩时头转向对侧。副神经前下有颈丛肌支并行。

2.肩锁三角或锁骨上三角（锁骨上大窝）　位于颈根部，在胸锁乳突肌下份深部与颈部脊柱前方，是颈咽之间的过渡区，也称胸颈区。其内容包括如下。

（1）臂丛：由颈 5～8 和胸 1 前支构成。这些前支称为臂丛的根，上 2 根（颈 5、颈 6）合成上干，下 2 根（颈 8、胸 1）合成下干，中间的根（颈 7）独成中干，其位于前、中斜角肌之间的部分是臂丛的根和于，正对环状软骨平面，临床上进行臂丛阻滞麻醉可选此平面，其最大优点是不会损伤肺尖和锁骨下血管。其行至前斜角肌外侧缘以后行经颈后三角下份，在锁骨和锁骨下动脉的上方和后方进入腋窝。每个干又分成前股（分布于上肢的前面）和后股（分布于上肢的后面），临床上，臂丛损伤有上臂型（上型）损伤——颈 5、颈 6 合成上干处受损，出现臂、前臂运动障碍和前臂型（下型）损伤——下干（颈 8、胸 1）受损，出现手内肌瘫痪。

（2）胸导管：位于左颈根部，起源于乳糜池，自后纵隔上行，在食管左侧与左锁骨下动脉起始处之间上升，平颈7椎体高度形成胸导管弓，一般在锁骨上缘以上3～4cm，少数可达5cm，跨过左侧胸膜顶上方，注入左颈静脉角。静脉角：锁骨下静脉与颈内静脉汇合处，汇合后称为头臂静脉，其前方有颈动脉鞘，后方有前斜角肌、膈神经、锁骨下动脉。接纳左颈干、左锁骨下干和左支气管纵隔干的淋巴。在汇入静脉处胸导管内有瓣膜，可防止血液逆流。多数胸导管为1根，汇入静脉角，少数有2～4个分支汇入。因胸导管与右淋巴导管的分支间有吻合，所以结扎一侧胸导管不影响淋巴回流。

(3)右淋巴导管：类似胸导管，接纳右侧三干淋巴，其长1cm，位于右颈根部。

(4)胸膜顶和肺尖：胸膜顶向上达第1肋骨颈平面，从前方看，为锁骨内侧1/3上缘上方3cm处的平面。它们的上面有胸膜上筋膜(韧带)覆盖，其内含肌纤维，其前方有锁骨下动脉、静脉及其分支、前斜角肌、膈神经和迷走神经，左侧还有胸导管，后面是交感干，外侧是中斜角肌，内侧右为头臂干、头臂静脉和气管，左为锁骨下静脉及头臂静脉。

(5)锁骨下动脉：左侧直接发自主动脉弓，右侧是头臂干分支之一，其在前斜角及内侧缘以内为第一段，被前斜角肌覆盖的部分为第二段，前斜角肌外侧缘至第1肋外侧缘部分称为第三段，自第1肋外侧缘进入腋部为腋动脉。锁骨下动脉分支有椎动脉、胸廓内动脉、甲状颈干(甲状腺下动脉、肩胛上动脉、椎动脉)及肋颈干。

(6)椎动脉：一般发自胸膜顶前方锁骨下动脉第一段的上方(有时两侧直接起自主动脉弓)，在有前斜角肌、颈长肌和锁骨下动脉所围成的锥形间隙内上升，在颈6以上椎骨的横突孔中上升，穿过寰枕后膜，经枕骨大孔入颅，其同名静脉汇入头臂静脉。椎动脉分4段。一段(颈部)：锁骨下动脉发出到颈横突孔，其前方有椎静脉、颈内静脉、颈总动脉和甲状腺下动脉，左侧还有胸导管，后方与颈7横突、交感神经节、颈7神经前支相邻。二段(椎骨部)：位于上6个颈椎横突孔内，周围有静脉丛和交感神经包绕。三段(枕部)：位于枕下三角内，前方与头侧直肌和寰椎侧板相接，后方被头上斜肌覆盖。四段(颅内部)：颈枕骨大孔入颅至脑桥下缘与对侧同名动脉汇合成基底动脉。椎动脉在颈6～颈1横突孔行走，自寰椎横突孔穿出，水平向后行走于寰椎与枕骨间，穿越寰枕膜走入硬膜内，再从侧面绕过延髓，两侧椎动脉渐接近，沿延髓腹侧表面上行，经枕大孔而入颅腔。

(7)斜角肌：每侧有前、中、后3条，均位于椎前筋膜深面。前斜角肌：起自颈3～6横突前结节，止于第1肋斜角肌结节，作用为颈侧屈。中斜角肌：起自颈3～7横突后结节，止于第1肋中份上面，作用为头侧旋前屈。后斜角肌：起自颈5～6横突后结节，止于第2肋中份，作用为上提第1、第2肋。前、中、后斜角肌由颈5、颈6

前支支配。前斜角肌后上有中斜角肌，中斜角肌后上有肩胛提肌，此肌后上有头夹肌。

三、颈部体表标志和投影

（一）体表标志

舌骨：正对第 3 颈椎，此平面以上的瘘管来自第 1 腮沟，以下者多来自 2～5 对腮沟，两侧的舌骨大角是寻找和结扎舌动脉的标志。

甲状软骨：其上缘正对第 4 颈椎，此平面也是颈总动脉分叉处和颈外动脉分出甲状腺上动脉的部位。

环状软骨：正对第 6 颈椎横突平面，椎动脉在此平面入第 6 颈椎横突孔，肩胛舌骨肌下腹在此平面跨越颈动脉鞘。

颈动脉结节：即第 6 颈椎横突前结节，位于胸锁乳突肌前缘深面，正对环状软骨平面，此处拇指向后压可将颈纵动脉压向颈动脉结节以阻断血流而止血。

胸骨上窝：触诊气管的位置。

胸锁乳突肌：是划区的重要标志，其后缘中点是颈丛皮神经汇集处。

锁骨上窝：窝底可触及锁骨下动脉搏动和第 1 肋骨，锁骨上臂丛阻滞麻醉也在此窝（锁骨中点上方 1.0～1.5cm 处）。

（二）颈部重要结构的体表投影

颈总、颈外动脉：右侧位于下颌角与乳突尖连线中点至胸锁关节的连线。左侧位于下颌角与乳突尖连线中点至锁骨上窝的连线。此连线的甲状软骨上缘平面以上为颈外动脉投影，甲状软骨上缘平面以下为颈总动脉投影。

锁骨下动脉：胸锁关节向上、向外、向下至锁骨中点的弧线，其最高点距锁骨上缘 1cm。

四、颈部浅层结构

包括皮肤、浅筋膜、皮下组织和颈阔肌。浅筋膜与皮下组织连接，其与颈深筋膜浅层之间有潜在间隙，是手术解剖较好的分离层。颈阔肌位于皮下组织深面，起自胸筋膜，向上行达下颌骨下缘并延续到口角附近。

1.浅神经　包括颈皮神经（感觉）和面神经颈支（运动）。

枕小神经：自颈 2、颈 3 发出，勾绕副神经沿胸锁乳突肌后缘上行，分布于上项线以下。

耳大神经：自颈2、颈3发出，在胸锁乳突肌表面向上，分布于腮腺区和耳郭皮肤。

颈皮神经也叫颈横神经：起自颈2、颈3，在胸锁乳突肌中点向前，穿颈阔肌，分布于颈前皮肤（颏下至胸骨上切迹）。

锁骨上神经：起自颈3、颈4，有3支，出深筋膜，穿颈阔肌，分布于胸前上（第2肋以上）、颈前外、肩部、肩胛冈以上皮肤。

面神经颈支：是颈阔肌的运动神经，出腮腺下缘，行向前下。腮腺手术时可作为寻找面神经干的标志之一。

2.前静脉　无动脉伴行。

（1）颈外静脉：由面后静脉后支和耳后静脉在下颌角汇合而成，距锁骨中点上方2.5cm处，穿深筋膜入锁骨下静脉。此静脉粗，筋膜与静脉壁附着，切断或损伤管壁不易闭合，可发生气栓。伴此静脉排列的淋巴结称为颈外侧浅淋巴结。此静脉下段常有一连接支与上肢的头静脉交通，有时头静脉不汇入腋静脉而直接汇入此静脉。此静脉下端有一对瓣膜，但不能阻止血液回流，可发生怒张。

（2）颈前静脉：沿颈正中两侧下行，下端于胸锁乳突肌深面汇入颈外静脉，两侧静脉间有一横吻合支，称静脉弓，横越颈静脉切迹的上方。无静脉瓣。

五、颈部筋膜及其间隙

1.颈筋膜浅层　也叫套封筋膜，环绕颈部，后方附于项韧带及第7颈椎棘突，前方与对侧交织融合构成项白线，后方包绕斜方肌，前外侧包绕胸锁乳突肌，前方包绕舌骨下肌群。也包绕腮腺和颌下腺。

2.颈筋膜深层　也叫椎前筋膜。覆盖椎前诸肌，前、中斜角肌和提肩胛肌构成颈外侧区的底，颈交感干和膈神经在其深面。上方附于颅底，下方在第3胸椎平面与前纵韧带融合。

3.颈筋膜中层　也叫气管前筋膜或内脏筋膜，同舌骨下肌群后面的筋膜相贴，形成完整的筋膜鞘，包绕甲状腺，向上附于环状软骨弓、甲状软骨及舌骨，向下续至心包纤维膜。

颈动脉鞘包裹颈总、颈内动脉和静脉及迷走神经的筋膜鞘，上至颅底，下达纵隔，鞘内由纵行的纤维隔把动脉、静脉分开，包绕静脉部分较薄弱，有利于静脉充盈，其同气管前筋膜、椎前筋膜借结缔组织相连。

4.重要的筋膜间隙

（1）下颌下间隙：其顶是下颌舌骨肌下面的筋膜，底为颈深筋膜浅层，前后界分别为二腹肌的前后腹，间隙内主要包含下颌下腺和有关的血管、神经、淋巴结，其通过下颌舌骨肌后缘同舌下间隙相通，向后通咽旁间隙。此间隙感染最常见由下颌第2、第3磨牙根尖感染引起，因其根尖位于颌舌线以下，其前方牙根尖在此线上，感染后达舌下间隙。厌氧菌引起的蜂窝织炎，颌下间隙肿胀坚硬，应广泛切开引流。

（2）气管前间隙：位于颈段气管与气管前筋膜之间，向下通纵隔，其感染少见。

（3）咽后间隙：位于颊咽筋膜（覆盖颊咽部）与椎前筋膜之间，咽部两侧者为咽旁间隙，其感染多来自咽部炎症、异物，也可由颞骨岩部炎症或硬脑膜外脓肿经颅底破裂孔侵入咽后间隙，可引起呼吸、吞咽困难，切开引流可经口腔在咽后壁上进行。

（4）椎前间隙：位于颈椎与椎前筋膜之间，椎骨结核脓肿多积于此间隙，脓液向下可达纵隔，向两侧扩散到颈外侧，经腋鞘至腋窝，或穿破椎前筋膜至咽旁间隙。

六、颈部淋巴结

（一）颈淋巴结临床分区

颈淋巴分为7个区。Ⅰ区：包含颏下和颌下三角淋巴结，介于二腹肌前后腹、舌骨和下颌骨下缘之间。Ⅱ区：包含颈内静脉淋巴结上组，介于颅底与舌骨之间的范围，前界为胸骨舌骨肌侧缘，后界为胸锁乳突肌后缘，为胸锁乳突肌所覆盖。Ⅲ区：包含颈内静脉淋巴结中组，介于舌骨与环状软骨下缘之间，前后界与Ⅱ区同。Ⅳ区：包含颈内静脉淋巴结下组.介于环状软骨与锁骨之间，前后界与Ⅱ区同。Ⅴ区：包含颈外侧区淋巴结，如副神经淋巴结、锁骨上淋巴结等。颈外侧区前界为胸锁乳突肌后缘，后界为斜方肌前缘，下以锁骨为界。该区可分为上、中、下，与Ⅱ、Ⅲ、Ⅳ区水平相对应。Ⅵ区：包含颈前中央区淋巴结，如喉前（Delphian淋巴结）、气管前和气管旁淋巴结等，介于舌骨、胸骨切迹和双侧颈动脉鞘内缘之间。Ⅶ区：包含胸骨切迹下方与纵隔上方之间的淋巴结。

深入还可分为亚区，ⅠA为颏下区，无临床重要性。ⅠB为颌下区，为口腔肿瘤转移所在。ⅡA为颈内静脉淋巴结，为头颈肿瘤主要引流集中区域，为第一站前哨淋巴结。ⅡB位置在后上，被胸锁乳突肌覆盖，这部分淋巴结常常是鼻咽癌的转移处。外科颈清扫术后复发也常在此处，这是由于有些外科医师手术时不解剖到这一部位。ⅤA区为脊副神经淋巴。ⅤB为锁骨上淋巴结，一般临床处理可以混合A区和B区。

（二）颈部淋巴结的解剖分组

颈淋巴结分浅层及深层。颈前淋巴结处于颈深筋膜前面，主要分布于颈外静脉上部及颈前静脉周围，其淋巴引流穿过颈深筋膜注于颈深淋巴结。位于颈深筋膜浅层和深层之间的颈深淋巴结300个，分为10个组。

颈淋巴结解剖分组、各组数目、位置、引流区域和淋巴引流如下。

1.枕淋巴结　数目：2～9个；所在位置：胸锁乳突肌及斜方肌交界处；引流区域：头皮后部、颈后部；引流方向：副神经淋巴结。

2.耳后淋巴结　数目：1～2个；所在位置：乳突区；引流区域：颞区、耳郭；引流去向：腮腺淋巴结、颈内静脉淋巴结。

3.腮腺淋巴结　数目：6～18个；所在位置：腮腺包膜外、耳屏前、腮腺下极、面后静脉旁、腮腺腺体内；引流区域：头皮、腮腺、上下睑外侧、鼻翼、上唇、耳郭、外耳道、泪腺；引流方向：下颌下淋巴结、颈内静脉淋巴结。

4.下颌下淋巴结　数目：4～7个；所在位置：颌下腺及二腹肌前后腹间；引流区域：下颌、上唇和下唇、颊、鼻前庭、眼睑内侧、腭、舌前2/3、口底、颏下淋巴结；引流方向：颈内静脉淋巴结。

5.颏下淋巴结　数目：2～8个；所在位置：两侧二腹肌前腹之前，底为下颌舌骨肌；引流区域：下唇及口腔前庭中间、下切牙牙龈、舌尖；引流方向：下颌下淋巴结（同侧或对侧）。

6.咽后淋巴结　数目：2～5个；所在位置：椎前筋膜前，自颅底至胸腔入口水平，在颈动脉鞘及交感神经干内侧；引流区域：咽后壁、鼻腔后部、鼻窦、腭、中耳、鼻咽、口咽及喉咽后壁；引流方向：颈内静脉淋巴结、气管和舌骨附近淋巴结。

7.颈内静脉淋巴结（分为上、中、下三组）　数目：12～33个；所在位置：颈内静脉周围，上组在舌骨以上水平，中组在喉水平，下组在气管水平；引流区域：鼻咽、扁桃体、口咽、舌、喉、喉咽、食管、甲状腺、气管、1～4及6～9区淋巴结；引流方向：自上而下，下组的淋巴管在颈内静脉及锁骨下静脉交角处注入血循环。

8.喉、气管、食管淋巴结（脏器附近淋巴结）　数目：4～12个；所在位置：喉及气管前，左右两侧，喉返神经周围；引流区域：喉、喉咽、气管、颈段食管、甲状腺；引流方向:颈内静脉淋巴结、锁骨上淋巴结、上纵隔淋巴结。

9.副神经淋巴结　数目:3～20 个;所在位置:沿副神经周围,在颈外侧区上端被胸锁乳突肌掩盖,与颈内静脉淋巴结相交,下端进入斜方肌下,与锁骨上淋巴结交界;引流区域:枕部、耳后、腮腺区、颈后软组织、枕淋巴结;引流方向:锁骨上淋巴结、颈内静脉淋巴结。

10.锁骨上淋巴结(颈横动脉淋巴结)　数目:4～12 个;所在位置:在锁骨上三角,颈内静脉以后,肩胛舌骨肌下腹以下,沿颈横动脉走行;引流区域:颈侧及胸壁 7 组和 9 组淋巴结、腋下淋巴结、纵隔淋巴结、胸导管;引流方向:为全身淋巴汇流最后集中处,注入血循环。

第二章　耳部疾病

第一节　先天性耳畸形

一、先天性耳郭畸形

先天性耳郭畸形由第一、第二鳃弓发育异常所致，遗传因素是引起第一鳃弓和第二鳃弓发育异常的主要原因，这类患者中部分有明显的家族史，在胚胎3个月内受遗传因素、药物损害或病毒感染，均可影响耳郭发育出现畸形。

1.临床表现　耳郭畸形可发生在单侧或双侧，按其形态的异常、耳郭的大小及位置，可分为小耳、隐耳、招风耳、副耳、巨耳、环状耳等。

2.诊断　询问患者家族中有无类似病例及母亲妊娠时有无染病和服药史，根据视诊、触诊即可诊断，但要作全面检查，明确是否伴有中耳、内耳及面神经的畸形。一般要行听功能检查和耳部X线片、CT检查，可以了解听功能和骨性耳道、乳突气房、听骨链及内耳结构是否正常。

3.治疗　患者要求耳郭整形者，可根据病情整形手术，但应在青春期(15～16岁)以后。因为该时期耳郭大小已定形，并有足够的肋软骨供应，供材后不影响胸廓的发育。双耳重度畸形伴耳道闭锁者，为改善听力，可在学龄前行耳道及鼓室成形术。

二、先天性耳前瘘管

先天性耳前瘘管为第一、第二鳃弓的耳郭原基在发育过程中融合不全的遗迹，是临床上常见的先天性外耳疾患。

1.临床表现　瘘口常位于耳轮脚前或前下，可单侧，也可双侧。瘘管终端为盲端，可穿过耳轮脚或耳郭部软骨，深至耳道软骨部与骨部交界处或乳突骨面，可有分支，长短深浅不一。管壁为复层鳞状上皮。一般无症状，检查时外口为皮肤上一个小凹，挤压时可有少量微臭的白色皮脂样物从瘘口溢出。感染时，局部红肿、疼痛，重者周围组织肿胀，皮肤可溃烂成漏孔。排脓抗炎后，可暂时愈合，但常反复发作，形成瘢痕。

2.诊断　根据所见，耳前瘘管不难诊断。按瘘口位置与瘘口走向，应与第一鳃瘘鉴别，有继发感染而出现红肿时易误认为疖肿，故应仔细查找瘘口，以便鉴别。

3.治疗　无症状者可不处理。局部瘙痒常有分泌物溢出者，应手术切除。感染者应先局部抗感染治疗，有脓肿形成时，应切开引流，在炎症消退后再行瘘管切除。

三、先天性外耳道畸形

为第一鳃沟发育异常所致。大多与先天性小耳同时存在，一般为单侧或双侧外耳道狭窄或闭锁。闭锁可以是完全性或不完全性。

1.临床表现　如患者为双侧异常，则听力不佳，并可影响语言学习。如果狭窄呈裂隙状时，易引起胆脂瘤或继发感染而出现流脓或耳痛。

2.诊断　根据患者的局部表现及外观，不难诊断。但患者往往伴有中耳及内耳畸形，因此应作听力检测及影像学检查，以便了解中耳及内耳状况，单侧或双侧、单纯软组织闭锁或伴有骨性闭锁，为治疗提供依据。

3.治疗　以手术治疗为主。如是双侧畸形，可在学龄前（4～6岁）先行一侧耳手术，以改善听力帮助患者的教育学习。如为单侧畸形，且健耳具备较好的听力，患耳手术可在青春期后再进行。

第二节　耳郭外伤

耳郭显露于头部，容易遭受各种损伤。多为机械性损伤，如挫伤、切割伤、撕裂伤。

一、耳郭挫伤

1.临床表现　轻者仅表现为局部皮肤擦伤、肿胀，皮下有瘀斑。重者皮下及软骨膜下小血管破裂，血液聚集形成血肿，局部呈紫红色丘状隆起或圆形肿胀，但无急性炎症现象，触之柔软有波动感。小的血肿可有自行吸收，血肿机化有时可使耳郭局部增厚变形。血肿较大则因耳郭皮下组织少，血液循环差，难以自行吸收。此外，耳郭软骨无内在营养血管，其营养主要来自软骨膜，如血肿导致大面积软骨膜与骨剥离，可引起软骨坏死，易继续感染造成耳郭畸形。

2.治疗　血肿早期(24h 内)可先用冰敷耳郭,减少血液继续渗出。如渗出较多,应在严格消毒下用粗针头抽出积血,予加压包扎。同时给予抗生素防止感染。

二、耳郭撕裂伤

1.临床表现　常由利刃锐器切割或交通、工伤事故所造成。可伤及耳郭部分或全部。轻者仅为一裂口,重者可造成耳郭撕裂缺损,甚至全部断离,此种创伤还常伴有颌面、颅脑及其他部位的损伤。

2.治疗　注意身体其他部位合并伤,特别是颅脑、胸、腹等,以免耽误重要器官损伤的诊治。在全身情况允许的条件下,争取尽早清创缝合。创面应彻底冲洗,严格消毒,注意清除异物。切割伤一般伤口整齐,可直接用小针细线缝合,缝合针距不要过密,缝线不可穿透软骨。撕裂、挤压伤伤口形状复杂,常伴有组织缺损,清创时应尽可能保留原有组织,确无活力的组织及破碎软骨应修整去除。缺损较少时,可将两侧拉拢缝合;缺损较大者应尽可能对位缝合,将畸形留待以后处理。伤口缝合后,以消毒敷料轻松包扎,避免压迫,同时应用足量抗生素预防感染,24h 后换药观察伤口,如术后感染,应提前拆线引流。耳郭创伤一般可不放引流。

三、化脓性耳郭软骨膜炎

1.病因　化脓性耳郭软骨膜炎多因耳外伤,手术伤或邻近组织感染扩散所致,绿脓杆菌为最多见的致病菌。感染化脓后,脓液积聚于软骨膜与软骨之间,软骨因血供障碍而逐渐坏死,终影响外貌及耳郭生理功能。本病如发生于中耳乳突手术,行耳内切口的多见,而却少见于耳后切口而主动切除部分耳甲腔软骨者,估计与术后选用抗生素有关。

2.临床表现　先有耳郭灼热感及肿痛感,继而红肿加重,范围增大,疼痛剧烈,坐立不安。整个耳郭除耳垂外均可迅速波及,触痛明显。若有脓肿形成,触之有波动感。

3.治疗　早期脓肿未形成时,应用大量对致病菌敏感的抗生素,以控制感染,用 4%～5%醋酸铝液或鱼石脂软膏外涂促进局部炎症消退。脓肿形成后,宜在全身麻醉下沿耳轮内侧的舟状窝作弧形切开,充分暴露脓腔,清除脓液,刮除肉芽组织,切除坏死软骨。如能保存耳轮部位的软骨,可避免日后耳郭畸形,术中用敏感的抗生素溶液彻底冲洗术腔,将皮肤创面对位缝合,放置多层纱布,适当加压包扎。若坏死软骨已剔净,创口将无脓液流出,逐渐愈合。仍有脓肿者,多因病灶清除不充分,需再次手术。

第三节 鼓膜外伤

一、病因

1.直接外伤 如外耳道异物或取异物时的外伤、挖耳、冲洗外耳道耵聍时用力过猛，使用抽吸法取外耳道脏物时负压过低，矿渣溅入外耳道或误滴腐蚀剂等。颞骨骨折累及鼓膜者，也可引起鼓膜外伤穿孔。

2.间接外伤 多发生于空气压力急剧改变之时，如炮震、爆炸、掌击耳部均可使鼓膜破裂。Casler 进行实验研究发现，当鼓膜受到 $2.25kg/cm^2$ 的压力时，可发生破裂，在 $6.75kg/cm^2$ 的压力下，将使50%成人的鼓膜发生穿孔。咽鼓管吹张或擤鼻时用力过猛、分娩时用力屏气、跳水时耳部先着水面也能使鼓膜受伤破裂。

二、临床表现

（一）症状

1.出血 单纯鼓膜创伤一般出血不多，片刻即止，外耳道有或无鲜血流出。如合并外耳道皮肤裂伤或颞骨骨折、颅底骨折脑脊液漏，则血样液量较多。血液也可经咽鼓管流入鼻咽部而从口中吐出。

2.耳聋 耳聋程度与鼓膜破裂大小、有无并发听骨链损伤、有无并发内耳损伤等有关。直接外伤引起的单纯鼓膜破裂，听力损失较轻；间接外伤（如爆炸）常招致内耳受损而呈混合性聋，多因爆炸时的巨响使听觉分析器产生超限抑制所致，如迷路同时受震荡，则可发生严重耳聋。

3.耳鸣 程度不一，持续时间不一，偶伴短暂眩晕。

4.耳痛 各种原因引起的鼓膜破裂，伤时或伤后常感耳痛，但一般不剧烈。如合并外耳道皮肤损伤或感染，疼痛会较明显。

（二）检查

1.外耳道 耳镜检查发现外耳道或鼓膜上有血痂或瘀斑。有部分鼓膜外伤后的出血是直接流入中耳腔较多，而在外耳道未见血迹，因而需仔细检查，必要时可应用耳内镜检查。

2.鼓膜 鼓膜穿孔大小、形态、有无并发污染等与造成损伤的原因很有关系。一般说来，鼓膜穿孔后短期内就诊，可见穿孔多呈裂孔状、三角形、类圆形和不规则形等。可见创伤特征性体征，即穿孔边缘锐利、卷曲、周边附有血痂或穿孔边缘鼓膜有表层下出血等。

（三）治疗

应用抗生素预防感染，外耳道酒精擦拭消毒，耳道口放置消毒棉球，保持耳道内清洁干燥。预防上呼吸道感染，嘱患者勿用力擤鼻涕。如无继发感染，局部禁止滴入任何滴耳液。小的穿孔如无感染一般可自行愈合；较大穿孔可在显微镜下无菌操作将翻入鼓室内的鼓膜残缘复位，表面贴无菌纸片，可促进鼓膜愈合。穿孔不愈合者可择期行鼓膜修补术。

第四节　外耳道异物

外耳道异物多见于儿童，临床表现因异物大小、种类而异。

一、病因

（1）小儿玩耍时喜将异物塞入耳内。

（2）成人多为挖耳或外伤时遗留小物体或昆虫侵入。

（3）异物种类为动物性（如昆虫）、植物性（如谷粒、豆类、小果核等）及非生物性（石子、玻璃珠等）。

二、诊断

1.病史　有异物进入史。婴幼儿常无典型病史。

2.症状

（1）小而无刺激性的非生物性异物可不引起症状。较大异物可引起耳痛、听力下降、耳鸣、反射性咳嗽等症状。

（2）动物性异物可在耳内爬行，引起耳鸣、剧烈耳痛。植物性异物可引起皮肤刺激性炎症，耳道肿胀，疼痛明显。

（3）异物位置越深，症状越明显。严重者引起鼓膜、中耳损伤，出现听力下降、眩晕等。

3.耳镜检查　可见异物存留在耳道内。有时因异物长期刺激外耳道，肉芽增生而掩盖异物。

需仔细清除肉芽后，才能发现异物。

三、治疗

(1)异物尚未嵌顿在外耳道时,可以直接取出。

(2)有活动性昆虫类异物时,可先向外耳道内滴入油类、乙醇或滴耳剂,待其死亡后取出。

(3)儿童异物位置较深时,可在全身麻醉下取出异物。

(4)抗感染治疗。

第五节 外耳道炎

外耳道炎为外耳道皮肤、皮下组织因细菌感染所引起的弥漫性非特异性炎性疾病。有急慢性之分,发病以夏秋季为多见。

一、病因

外耳道皮肤受到某种因素的影响,如化脓性中耳炎的脓液、挖耳或外耳道异物及药物的刺激,减低了外耳道皮肤的抵抗力,引起角质层肿胀,毛囊阻塞,致病微生物乘虚而入,引起炎症。一些全身性疾病,如营养不良、贫血、糖尿病以及内分泌功能紊乱,亦是引起该病的诱因。致病菌以金黄色葡萄球菌、溶血性链球菌、绿脓杆菌、变形杆菌为多见。

二、临床表现

自觉耳痒、耳痛、耳漏及听力减退。检查外耳道皮肤呈弥漫性充血肿胀,皮肤糜烂,常有脱落上皮及少量浆液性分泌物,鼓膜可有轻度充血。肿胀严重者外耳道变窄,鼓膜明显充血或不能窥视,耳周淋巴结常有肿大并伴有全身症状。

病变反复发作或是慢性病变时,耳部发痒、不适,听力稍减退,外耳道常有少量黏稠分泌物,皮肤增厚、充血肿胀,并附有鳞屑状上皮,剥除后常出血。外耳道进一步狭窄,鼓膜增厚、浑浊、光泽消失、标志不清或表面有肉芽生长。

三、治疗

急性期全身应用抗生素,服用止痛药,清洗外耳道内分泌物,可用3%或5%硝酸银涂布,同时加用抗过敏药物。慢性者局部可用红霉素、新霉素等抗生素类软膏及氟轻松、醋酸可的松等激素类软膏;控制感染病灶,如化脓性中耳炎;积极治疗全身性疾病，如贫血、内分泌功能紊乱、糖尿病等。

第六节　分泌性中耳炎

分泌性中耳炎是以传导性聋及鼓室积液为主要特征的中耳非化脓性炎性疾病。冬春季多发，是小儿和成人常见的听力下降原因之一。中耳积液可为浆液性或渗出液。有急性和慢性两种，慢性分泌性中耳炎可缓慢起病或由急性分泌性中耳炎反复发作，迁延转化而来。

一、病因和发病机制

目前认为咽鼓管功能障碍、中耳局部感染和变态反应等为其主要病因。

(1)咽鼓管功能障碍：包括小儿腺样体肥大、肥厚性鼻炎、鼻咽部肿瘤或淋巴组织增生、长期的鼻咽部填塞、腭裂和头颈部肿瘤放疗后等。

(2)中耳局部感染：细菌产物内毒素在发病机制中，特别是病变迁延为慢性的过程中可能起到一定作用。

(3)可溶性免疫复合物对中耳黏膜的损害（Ⅳ型变态反应）：可为慢性分泌性中耳炎的致病原因之一。

二、临床表现

1.听力下降、自听增强　头位前倾或偏向健侧时，因积液离开蜗窗，听力可暂时改善（变位性听力改善）。积液黏稠时，听力可不因头位变动而改变。

2.耳痛　急性者可有隐隐耳痛，常为患者的第一症状，可为持续性，亦可为抽痛。慢性者耳痛不明显。本病尚有耳内闭塞或闷胀感，按压耳屏后可暂时减轻。

3.耳鸣　多为低调间歇性，如“劈啪”声，“嗡嗡”声及流水声等。当头部运动或打呵欠、擤鼻时，耳内可出现气过水声。

4.耳部不适　患耳周围皮肤有发“木”感，心理上有烦闷感。

5.鼓膜变化　松弛部或全鼓膜内陷，表现为光锥缩短、变形或消失，锤骨柄向后、向上移位，锤骨短突明显外突，前后皱襞夹角变小。鼓室积液时鼓膜失去正常光泽，呈淡黄或橙红色，油亮，光锥变形或移位。慢性者可呈灰蓝或乳白色，鼓膜紧张部有扩张的微血管，短突显白垩色，锤骨柄呈浮雕状。若液体为浆液性，且未充满鼓室，可透过鼓膜见到液平面，液面状如弧形发丝，称为发状线，凹面向上，头位变动时，其与地面平行的关系不变。有时尚可见到气泡，咽鼓管吹张后气泡可增多。鼓气耳镜检查鼓膜活动受限。

6.听力检查　音叉试验及纯音听阈测试结果示传导性聋。听力损失一般以低频为主,但由于传声结构及两窗的阻抗变化,高频气导及骨导听力亦可下降,积液排出后听力即改善。鼓室图对诊断有重要价值,平坦型(B型)为分泌性中耳炎的典型曲线;高负压型(C3型)示管功能不良,部分有鼓室积液。

三、诊断

根据病史和临床表现,结合听力检查结果,诊断一般不难。诊断性鼓膜穿刺术可确诊。

四、治疗

1.清除中耳积液　改善中耳通气引流及病因治疗为本病的治疗原则。

(1)鼓膜穿刺抽液:成人用局麻。以针尖斜面较短的7号针头,在无菌操作下从鼓膜前下方刺入鼓室,抽吸积液。必要时可于1～2周后重复穿刺,亦可于抽液后注入糖皮质激素类药物。

(2)鼓膜切开术:液体较黏稠,鼓膜穿刺不能吸尽;小儿不合作,局麻下无法做鼓膜穿刺时,应做鼓膜切开术。手术可于局麻(小儿全麻)下进行。

(3)鼓室置管术:病情迁延不愈或反复发作者,中耳积液过于黏稠不易排出者,可考虑做鼓室置管术,以改善通气引流,促使咽鼓管恢复功能。通气管留置时间一般为6～8周,最长可达半年至1年。咽鼓管功能恢复后取出通气管,部分患者的通气管可自行排出于外耳道内。

(4)保持鼻腔及咽鼓管通畅:可用1%麻黄碱液或与鼻内糖皮质激素气雾剂交替滴(喷)鼻。

(5)咽鼓管吹张:慢性期可采用捏鼻鼓气法、波氏球法或导管法。尚可经导管向咽鼓管咽口吹入泼尼松龙,隔日1次,每次每侧1滴,共3～6次。

2.积极治疗　鼻咽或鼻腔疾病如腺样体切除术、鼻中隔矫正术、鼻息肉摘除术等。扁桃体过度肥大,且与分泌性中耳炎复发有关者,应做扁桃体摘除术。

3.抗生素应用　急性期可根据病变严重程度选用合适的抗生素。头孢他美酯(头孢美特酯)对流感嗜血杆菌、肺炎链球菌等致病菌抗菌作用较强,可用于对其他抗菌药物不敏感者。

4.稀化黏素类药物　有利于纤毛的排泄功能,降低咽鼓管黏膜的表面张力和咽鼓管开放的压力。

5.糖皮质激素类药物 地塞米松或泼尼松等口服,做辅助治疗。

6.手术治疗 长期反复不愈,CT 值超过 40 者,应怀疑中耳乳突腔有肉芽组织形成,特别是发现有听小骨破坏时,根据病变所在部位,应尽早行单纯乳突凿开术,上鼓室开放术或后鼓室切开术清理病灶。

第七节 急性化脓性中耳炎

急性化脓性中耳炎为中耳黏膜的急性化脓性炎症。多继发于上呼吸道感染,可能部分病例初起为病毒感染而后细菌侵入。多见于冬春季节,有血液病、营养不良、变态反应及心肺病、肾炎、糖尿病患者易于诱发。好发于儿童。

一、病因和发病机制

常见致病菌为溶血型链球菌、金黄色葡萄球菌、第Ⅲ型肺炎球菌和流感嗜血杆菌等。感染主要通过 3 条途径:

1.咽鼓管途径感染 上呼吸道感染后,细菌经咽鼓管侵入鼓室,造成中耳炎。这是最多见的途径。小儿发病率高的原因:①易患呼吸道急性传染病,如麻疹、猩红热、百日咳和肺炎等,主要表现在上呼吸道发炎;②小儿咽鼓管较成人相对短、平、宽,分泌物易经咽鼓管进入鼓室;③小儿多仰卧吮乳,特别是人工喂乳时,呕吐物和多余的乳汁甚易流入鼓室;④小儿多患增殖体肥大和管周淋巴组织炎,易阻塞咽鼓管口,妨碍引流而致发炎。

2.外耳道鼓膜途径感染 比较少见,鼓膜外伤穿孔后细菌可经外耳道感染。严重的外耳道炎,久之鼓膜糜烂溃破亦可引起鼓室感染。

3.血行感染 最少见,急性重度传染病和脓毒血症,细菌经动脉直接进入鼓室,亦可由静脉血栓感染而进入鼓室。

二、临床表现

1.耳痛 鼓膜穿孔前患耳深部搏动样跳痛或刺痛,可向同侧头部放射;鼓膜穿孔后耳痛减轻。

2.耳流脓 鼓膜穿孔后耳内有液体流出,初为血水样脓,后为黏脓和纯脓。

耳道内黏脓性分泌物对中耳炎诊断有重要意义。

3.听力下降 早期以耳闷为主,逐渐感到耳聋,可伴耳鸣,鼓膜穿孔后听力有改善。

4.全身症状　可有畏寒、发热、纳差。儿童全身症状重，高热、惊厥，摇头抓耳，哭闹不安，常有呕吐、腹泻等消化道症状。鼓膜穿孔后全身症状明显减轻。

鼓膜穿孔前：开始鼓膜呈辐射状向心性充血，锤骨柄变成红色棒状，继之松弛部红肿外凸，很快整个鼓膜变红凸起。鼓室大量蓄脓，鼓膜极度外凸膨隆，锤骨形消失。外耳道口后壁麦氏三角即乳突窦区可有压痛。鼓膜穿孔后：鼓膜中心黄变坏死，最后穿破流脓。初为血水样，后为黏脓和纯脓。鼓膜紧张部穿孔，搏动性溢脓，呈现闪光跳动点。

5.并发症　急性化脓性中耳炎治疗不当或周身抵抗力弱，炎症可经鼓窦直接进入乳突形成急性乳突炎，穿过骨皮质形成骨膜下脓肿，亦可经先天颅骨缝隙进入颅内形成颅内并发症，累及面神经而发生面瘫。过去小儿急性中耳炎易并发化脓性脑膜炎，现今广泛使用广谱抗生素后，此类并发症已很少发生。

三、诊断和鉴别诊断

根据病史和体征，成人诊断较易，小儿则较困难，一是缺乏耳症状史，表现为严重的胃肠道反应，二是小儿外耳道狭窄，鼓膜不易查见。

如遇小儿高热，恰在上呼吸道感染之后发生，哭闹常有摇头抓耳动作，应考虑此病。

四、鉴别诊断

1.外耳道炎及疖肿　外耳道内弥漫性或局限性肿胀，有渗出浆液性分泌物或脓液，分泌物没有黏液，耳聋不重。按压耳屏或牵拉耳郭耳痛加剧是其特点。

耳后淋巴结可肿大。

2.急性鼓膜炎　常并发于流行性感冒和耳带状疱疹，鼓膜充血形成大疱，有剧烈耳痛，但无穿孔及流脓现象，听力损失不重，外周血白细胞不增多。

五、治疗

1.全身治疗　及时应用足量有效抗生素或抗生素类药物，首选青霉素类或头孢类抗生素，对以上两类抗生素过敏者，可选用大环内酯类抗生素。鼓膜穿孔后取脓液做细菌培养加药敏试验，根据结果选择抗生素。症状消失后继续应用1周。耳痛者可给予止痛药。

2.局部治疗　鼓膜穿孔前：可滴1%～2%苯酚（石炭酸）甘油，以消炎止痛。

如全身及局部症状重，鼓膜明显膨隆或穿孔太小，引流不畅者，可行鼓室穿刺抽脓或鼓膜切开，以利引流。

(1)鼓膜穿孔后：先用3%过氧化氢溶液清洗外耳道脓液，拭净后再用水溶性滴耳剂如复方氯霉素滴耳液、泰利必妥滴耳液、氧氟沙星滴耳液等。感染基本控制后，应用乙醇制剂，如3%硼酸乙醇或氯霉素乙醇等滴耳，使其尽快干耳。

用药时患耳朝上侧卧，滴药后可按压耳屏向耳道口内，或以手掌按压耳门，促使药液进入鼓室内。同时可做多次吞咽动作，以利药物进入鼓室。一定要坚持一日2～3次清洗滴药。感染完全控制，留有鼓膜穿孔者，可行鼓膜修补术。

(2)病因治疗：1%麻黄碱滴鼻液滴鼻，每日3次，保持耳咽管通畅。积极治疗鼻及鼻咽部病变，如腺样体肥大、慢性鼻窦炎、腺样体炎等。

第八节　耳硬化

耳硬化症是一种原因不明的原发于内耳骨迷路的局灶性病变，是以内耳骨迷路的密质骨出现灶性疏松，呈海绵状变性为特征的颞骨岩部病变，其以病理学为依据命名应称为耳海绵症，临床上沿用习称。临床上以双耳不对称性进行性传导性聋为特征，晚期可合并感音神经性聋。

一、发病率

临床耳硬化症的发病率随不同种族和地区而不同。据欧美文献报道，白种人发病率最高，为0.3%～0.5%，黄种人被认为是此病的低发种族。

关于患病年龄，20～40岁为高发年龄；性别差异各国报道不一致。国外报道白种人男女发病比例为1∶2；而我国学者报道男女发病比例为2∶1。

二、病因

尚未明确，归纳有以下几种可能因素。

1.遗传学说　由于耳硬化症在不同种族及家系中发病率存在差异，因此被认为和遗传因素有关。有学者认为是常染色体显性或隐性遗传。近年来通过分子生物学研究发现，半数以上病例可以发现异常基因。

2.内分泌学说　本病多见于青春发育期，以女性发病率高，且妊娠、分娩与绝经都可使病情进展、加重，因此推测与内分泌代谢紊乱有关。

3.骨迷路成骨不全症　正常成人的骨迷路包裹存在窗前裂，它是前庭边缘的内生软骨层内遗留的发育和骨化过程中的缺陷，内有纤维结缔组织束及软骨组织。

窗前裂作为一种正常结构可终身存在，而在某种因素的作用下，静止的窗前裂内的纤维结缔组织束及软骨组织可发生骨化而产生耳硬化病灶，临床及颞骨病理所见的耳硬化病灶，亦多由此处开始。

4.自身免疫因素及其他　有学者发现耳硬化症病灶与类风湿关节炎等病理变化相似，属于结缔组织病或间质性疾病；还有人发现，酶代谢紊乱是使镫骨固定形成的原因；还有学者认为与流行性腮腺炎病毒、麻疹病毒、风疹病毒感染有关。

三、病理

骨迷路的骨壁由骨外膜层、内生软骨层和骨内膜层构成。耳硬化病灶常始于中间的内生软骨层，可波及内、外层。70%～90%发生于窗前裂，侵犯环韧带及镫骨足板致声音传导障碍，表现为传导性聋。40%病例在蜗窗或蜗管上有病灶，少数尚可见于内耳道壁中。

耳硬化症病理可人为划分为3个主要阶段：①充血阶段，内生软骨层内原有的正常骨质可能由于多种酶的作用，发生局灶性的分解和吸收，血管形成增多、充血。②海绵化阶段，为疾病的活动期，正常骨质被分解、吸收，代之以疏松的海绵状骨质，其特点为病灶内充满大量的血管腔隙，形成不成熟的网状骨。血管腔隙内含有大量的破骨细胞、成骨细胞和一些纤维组织；不成熟的网状骨为一种疏松的骨质，胶原纤维无规则地纵横交错穿行于其间，嗜碱性，在HE染色中呈深蓝色。③硬化阶段，血管间隙减少，骨质沉着，原纤维呈编织状结构，形成骨质致密、硬化的新骨。姜泗长将耳硬化症病灶的组织病理变化归纳为4种类型：活动型、中间型、静止型和混合型。

耳硬化症病变呈局灶性发展缓慢者多，也有进展较快者。临床上最常见的是镫骨性耳硬化症，病灶侵犯前庭窗龛、环韧带及镫骨，使镫骨活动受限至消失。耳蜗性或迷路性耳硬化症，是指病灶发生在蜗窗、蜗管、骨半规管及内耳道骨壁，病灶侵及内骨膜和骨层，可直接影响基底膜活动及内耳血液循环，并可向外淋巴液释放细胞毒酶等有毒物质，损伤血管纹及听觉毛细胞，产生眩晕及感音性听力下降。由于病灶有多发的可能，镫骨性耳硬化症与迷路性耳硬化症可以同时存在。

四、临床表现

耳聋最常见，耳鸣次之，眩晕少见。

1.耳聋　无诱因双耳同时或先后出现缓慢进行性听力减退，起病隐袭，常不能说出明确的起病时间。

2.耳鸣　耳鸣常与耳聋同时存在，可呈持续性或间歇性；一般以低音调为主，高音调耳鸣常提示耳蜗受侵。

3.威利斯误听　耳硬化症患者威利斯误听出现率为20%～80%。临床耳硬化症主要是传导性聋，在一般环境中听辨语言困难，在嘈杂环境中，患者的听觉反应较在安静环境中为佳，此现象称为威利斯误听。

4.眩晕　若病灶侵犯前庭神经，可发生眩晕，可能与膜半规管受累或迷路水肿有关。前庭功能检查正常，多数患者手术后眩晕可消失。

五、检查

1.耳部检查　耳道较宽大，皮肤薄而毛稀。鼓膜完整，位置及活动良好，光泽正常或略显菲薄，部分患者可见后上象限透红区，为鼓岬活动病灶区黏膜充血的反应，称为Schwartz征。

2.听功能检查

(1)音叉检查。呈Bezold三征：即低频听阈提高，骨导延长及Rinne试验阴性；现在临床上常用256Hz或512Hz音叉进行检查。Gelle试验常被用来检查镫骨是否固定。

音叉检查结果如下：

Weber试验：偏向听力较差侧。

Rinne试验：阴性，骨导大于气导(B.C>A.C)。

Schwabach试验：骨导延长。

Gelle试验：阴性，但须注意假阴性。

(2)纯音听力计检查。典型听力图可以分为上升型、平坦型和下降型，可出现特征性的卡哈切迹，表现为0.5～2kHz不同程度下降，但4kHz接近正常。

3.声导抗测试

(1)鼓室图。早期为A型，随着镫骨固定程度加重，可出现As型；有鼓膜萎缩者可表现为Ad型曲线。

(2)声顺值。正常。

(3)镫骨肌反射。早期病例，镫骨肌反射阈升高，可呈“起止”双曲线；而后即消失，不能引出。

4.影像学检查　颞骨X线片无中耳乳突病变；多排螺旋CT(MDCT)及MDCT多平面重建(MPR)检查：在0.625mm薄层MDCT扫描片上，可以观察到耳硬化症病灶，包括前庭窗、蜗窗、耳蜗骨迷路的影像学改变，表现为前庭窗扩大或缩小，耳蜗骨迷路边缘不整，呈条片状密度减低或双环状改变。MPR 可充分显示颞骨解剖及变异，有利于制定正确的手术方案。但是耳硬化症的 CT 表现并非特异性征象，还需与其他的疾病进行鉴别。前庭窗型耳硬化症需与耳囊内局限性低密度鉴别。后者是耳囊的先天性变异或耳囊骨化延迟所致，儿童常见，临床亦无耳硬化症表现。耳蜗型耳硬化症海绵化期要与其他累及双侧耳囊的对称性、弥漫性脱钙疾病如成骨不全、Paget 病、梅毒累及颞骨、双侧颞骨溶骨性转移相鉴别。

六、诊断与鉴别诊断

根据病史、家族史、症状及临床客观检查，对典型病例诊断不难。

病史中确认双耳原属正常，无诱因出现两耳不对称的进行性传导性聋及低频耳鸣，鼓膜正常，咽鼓管功能良好，音叉检查有 Bezold 三征，Gelle 试验阴性，纯音骨导听力曲线可有卡哈切迹，鼓室导抗图 A 型或 As 型，可诊断为镫骨性耳硬化症。

镫骨性耳硬化症需要与先天性中耳畸形、前庭窗闭锁、分泌性中耳炎、粘连性中耳炎、封闭型鼓室硬化症、后天原发性上鼓室胆脂瘤、VanderHoeve 综合征、Paget 病等鉴别。

无明显原因出现与年龄不一致的双耳进行性感音神经性聋，鼓膜完整，有 Schwartz 征，听力图气导、骨导均下降但部分频率（主要是低频）骨导、气导听阈有＞15～20dBHL 差距，鼓室导抗图 A 型，有家族性耳硬化症病史者，应考虑蜗性或晚期耳硬化症；经影像学检查，发现骨迷路或内耳道骨壁有骨质不均匀、骨腔变形等表现者，可确诊为迷路型耳硬化症。

迷路型耳硬化症需要与迟发性遗传性感音神经性聋、慢性耳中毒以及全身性疾病如糖尿病等因素所致的进行性耳聋相鉴别。

七、治疗

（一）保守治疗

1.药物治疗　目前此方面的研究进展不大，主要试用于耳蜗型耳硬化症，氟化钠对耳硬化症的确切疗效尚需继续观察。具体方法如下：氟化钠 8.3mg、碳酸钠 364mg，口服，每日 3 次，持续半年后减量，维持量 2 年，同时使用维生素 D，据称可使病变停止。

2.佩戴助听器　对有手术禁忌证或拒绝手术治疗患者，可佩戴助听器。

（二）手术治疗

手术适应证是镫骨型耳硬化症，手术效果主要取决于临床分期、术式的选择。

手术方式包括镫骨手术和内耳开窗术。

1.镫骨手术　镫骨手术的原则是使固定的镫骨重新活动或使封闭的前庭窗重新开放，恢复前庭窗的传音功能；包括镫骨撼动术及各种类型镫骨切除术。

(1)镫骨撼动术：适用于早期耳硬化症，硬化病灶局限于镫骨足板前缘。由Rosen倡导，分为直接撼动法和间接撼动法。近期有效率上升至80%以上，但远期疗效差，现已很少采用。

(2)镫骨切除术。适应证为：①耳硬化症患者，气导听力损失在30dBHL以上，骨气导间距在15dBHL以上，言语识别率在60%以上；②先天性镫骨畸形，或慢性中耳炎时出现镫骨固定。Blake首次完成了镫骨切除术；Shea首创镫骨底板钻孔活塞术，并获得广泛应用。

镫骨切除术术式繁多，根据处理镫骨的方式可以分为3类：①底板全切除术；②底板部分切除术；③底板钻孔活塞术。目前，镫骨手术中在底板开小窗，用活塞法重建足弓传音功能的方法得到广泛应用。

2.内耳开窗术　适用于镫骨手术困难的耳硬化症患者，包括中耳解剖畸形，影响镫骨手术者；前庭窗广泛硬化灶；人工镫骨手术术后前庭窗再度骨封者。由Lampert首创。此术式需要切除乳突气房，摒弃中耳传音结构，手术创伤大，不能消灭骨气导间距；骨导听阈大于30dB者不宜选用。因此，目前仅选择性地采用。

常见的手术并发症如下。

(1)中耳炎：急性细菌感染发生在数天内，少见。术后可给予预防性抗生素预防中耳炎发生。

(2)眩晕：术中或术后眩晕说明手术刺激反应较重，应对症治疗。

(3)修复性肉芽肿：症状通常出现在术后5～15d，表现为不稳感、耳鸣及初期听力进步后又减退。检查见外耳道皮片水肿、充血，鼓膜后部发红。听力呈混合性聋，高频更重，语言辨别计分明显下降。应紧急切除肉芽肿，术后有一半患者听力恢复，另一半遗留不同程度感音神经性聋。

(4)鼓膜穿孔：通常因手术直接损伤，术后中耳炎也是原因之一。病情稳定后可行鼓膜成形术。

(5)迟发性面瘫：数天后发生，可能是反应性面神经水肿所致，用激素及神经营养剂可望在一至数周内痊愈。

(6)感音神经性聋。术后立即发生的原因有：①直接损伤膜迷路；②组织移植片退化，退变产物污染外淋巴；③修复性肉芽肿。

(7)传导性聋。原因：①假体功能不好；②纤维粘连；③未查出的锤骨固定；

④未查出的圆窗闭塞。应行鼓室探查术。

(8)外淋巴漏:是镫骨手术潜在的严重并发症,典型症状为轻至中度的波动性感音神经性聋和发作性不稳感,也可表现为突发性聋和严重眩晕,但少见。处理是组织修复和重换假体。

(9)砧骨吸收性骨炎。原因:①对假体的异物反应;②钢丝过紧导致吸收性骨炎,破坏连接远端的长突。长突完全中断可发生在打喷嚏、擤鼻及撞击头部时,也可逐渐缓慢发生,导致大的骨气导间距,应行鼓室探查,更换假体连接于砧骨长突残端或锤骨柄。

八、预后

耳硬化症为缓慢进行性侵犯骨迷路壁的内耳病变,可致传导性聋和(或)感音神经性聋。目前尚无有效药物,手术只能改善中耳的传音功能,不能阻止病灶的发展,部分进展较快、多病灶者,最后有成为重度感音神经性聋的可能。

第九节 外耳肿瘤

一、血管瘤

血管瘤是血管组织所发生的肿瘤,由扩张的毛细血管所组成。多见于耳郭,常延及耳周皮肤或外耳道。以毛细血管瘤和海绵状血管瘤较为多见,致密血管瘤和蔓状血管瘤较少见。血管瘤80%属先天性,其生长缓慢,可随年龄和发育而长大,但多数不呈无限制生长,很少发生恶变,没有转移。故有学者提出了血管瘤是一种发育畸形而非真性肿瘤的说法。

(一)临床表现

1.毛细血管瘤　由表浅的毛细血管扩张、迂回、曲折而成,其大小不一,小的可似针尖或蜘蛛痣,范围广泛者可累及整个耳郭。皮肤呈紫红色,无明显隆起或微突起,局部皮肤温度较高。有的可在患儿出生1年后自行消失或变小。

2.海绵状血管瘤　由内皮细胞增生构成的血管延长、扩张并汇集一处而形成。其形状、硬度近似海绵,呈黯红色,柔软,具压缩性,间有搏动。表面常隆起,呈结节状,甚至明显肿起,可累及较深层组织。易并发出血、感染和溃烂。严重者可累及整个耳郭及耳周,形成“巨耳”。

值得注意的是,海绵状血管瘤的实际体积大小,很难以表面准确判断,表面能看到和触及的仅是它的一部分。手术中往往发现血管瘤范围甚广并向纵深蔓延，分界非常不清楚，且与深部血管广泛交通。

（二）治疗

1.毛细血管瘤　对较小的毛细血管瘤可行^{32}P、二氧化碳激光治疗，较大的则可手术切除或行血管结扎术。

2.海绵状血管瘤　对于较小的肿瘤，可用5％鱼肝油酸钠溶液或1％～10％硫酸盐溶液等硬化剂注射。较大肿瘤可手术。

二、外耳道乳头状瘤

外耳道乳头状瘤，亦称鳞状细胞乳头状瘤，发生于外耳道软骨部皮肤，是耳部良性肿瘤中最常见者，好发于青壮年，男性明显多于女性。病因不明，一般认为与病毒感染有关。外耳道皮肤受到外伤、炎症等刺激后，引发病毒感染而致病。

（一）临床表现

肿瘤较小时可无症状，当瘤体增大堵塞外耳道时，可有耳内痒感、堵塞感或听力下降。挖耳时可出血，如继发感染可有耳痛及流脓。

外耳道内可见乳头状新生物，表面不平，呈浅褐色，实质性，基底多较广，亦可有蒂。感染者可见局部红肿，肿瘤变为深红色，周围有脓。因肿瘤堵塞，往往不能窥全鼓膜或不能窥见鼓膜。

（二）诊断和鉴别诊断

根据症状、检查可初步诊断，确诊需根据切除后的肿瘤的病理检查结果。易出血者应警惕有恶变可能，应尽早取活检确诊。肿瘤较大者应行颞骨CT检查，以明确肿瘤是否侵及中耳。

（三）治疗

手术彻底切除。切除后，其基底部可用50％硝酸银、三氯醋酸或电凝器烧灼，以减少复发。基底广者，在切除肿瘤后，外耳道应植皮。术后外耳道用硅胶管或聚乙烯管扩张，以防外耳道狭窄。

三、外耳道外生骨瘤

外耳道外生骨瘤是由于外耳道骨壁骨质局限性、过度增生而形成的结节状或丘状突起。其生长极为缓慢，属良性肿瘤，无恶变倾向。好发于青壮年，男性多见。

（一）临床表现

肿瘤体积小时可无任何症状，偶在挖耳时发现。体积增大后可使外耳道狭窄，耵聍不能排出而在外耳道深部堆积，或深部皮肤代谢物不能排出而引起外耳道胆脂瘤形成，出现耳闷感或听力下降，如继发感染则出现耳痛及流脓。

可见外耳道骨部有圆滑硬性隆起，基底广，表面皮肤可正常。能否窥见鼓膜取决于隆起的大小。

（二）诊断和鉴别诊断

根据症状及检查，诊断不难。颞骨 CT 检查可见骨性外耳道狭窄，有与骨质密度一致或较骨质密度稍低的肿物影。CT 检查还可了解肿瘤大小、位置以及中耳受侵情况。

（三）治疗

肿瘤小、无症状者可暂不处理。如肿瘤增大引起症状者，应行手术切除。手术行耳内切口，沿肿瘤表面剥起皮肤及骨膜，用耳科微型电钻磨去骨瘤，在基底部可同时磨去部分外耳道骨壁，以防复发。也可用骨凿去除肿瘤。术后换药观察，以防外耳道狭窄。

四、耵聍腺瘤

耵聍腺瘤位于外耳道软骨部，是由耵聍腺增生所致，临床少见。好发于老年人。良性者有耵聍腺瘤和混合瘤，恶性者有耵聍腺癌和腺样囊性癌。

（一）临床表现

肿瘤多位于外耳道后、下壁，一般无耳流脓史或其他不适。其生长缓慢，待肿瘤增大堵塞外耳道时可出现耳闷、听力下降或耳鸣。检查时可见外耳道软骨部有局限性肿块，质地中等，表面皮肤光滑，无压痛。

（二）治疗

本病易复发，且有恶变倾向。多采用局部广泛切除，要留有切缘安全边界。切除后局部植皮，以防外耳道狭窄。术后要注意长期随访。

五、皮脂腺囊肿

外耳皮脂腺囊肿可发生于耳郭及耳周，其特点为有内衬上皮。

（一）临床表现

皮脂腺囊肿较多见，多发生在耳郭及耳周，耳郭又以耳垂多见，好发于年轻人皮脂腺较丰富者。皮脂腺囊肿无感染时，仅表现为囊性肿物，表面皮肤光滑。囊肿较大时，因为扩张而使皮肤变薄，可微呈蓝色。如继发感染，则周围红肿，囊肿可破溃流脓，病程长者，囊肿内可有肉芽生长，使感染难以控制。

(二)治疗

极小者无感染时不必处理，较大者手术切除。手术切除时务必将内衬上皮即囊壁切除干净，否则有复发可能。感染时往往组织糜烂，肉芽生长，囊壁无法辨认且不完整。此时术中应以刮匙反复搔刮，直至见到正常组织。值得一提的是，对于感染时间较长的病例，不应待其感染完全控制后再手术，只要急性炎症控制即可，因其腔内有肉芽，使其炎症完全消退是很困难的。

第十节　中耳癌

中耳癌是发生在中耳和乳突的少见恶性肿瘤，多为原发，亦可继发于外耳道、鼻咽部、颅底或腮腺等处。病理组织学以鳞状细胞癌为常见。多数患者有慢性化脓性中耳炎史，好发年龄为40～60岁，发病率无性别差异。

一、临床表现

癌极易向周围蔓延，破坏侵蚀邻近组织，故其临床表现可因病程早晚、病变部位和发展方向不同而不同。

1.出血　耳内流血性或脓血性分泌物为最常见和较早期症状，有助于早期诊断。

2.耳痛　持续性耳深部胀痛、刺痛或跳痛，可向颞骨和枕部放射。

3.听力减退　因大多数患者原有化脓性中耳炎，故听力减退往往不被重视。

4.面瘫　肿瘤侵犯面神经时出现，出现的早晚与肿瘤的部位有关。

5.眩晕　早期一般不出现，待晚期肿瘤侵犯迷路时出现。

6.张口困难　早期可因炎症刺激、疼痛，引起反射性下颌关节僵直，系晚期肿瘤侵犯颞肌、颞颌关节或三叉神经所致。

7.颈淋巴结肿大　局部淋巴结转移时出现，表现为颈部肿块，亦可转移至对侧淋巴结。

8.其他脑神经受累症状　可侵犯第Ⅴ、第Ⅶ、第Ⅵ、第Ⅸ、第Ⅹ、第Ⅺ、第Ⅻ脑神经，出现相应症状。

9.远处转移　晚期血行转移，可出现相应内脏器官转移的症状。

二、诊断和鉴别诊断

1.症状体征　有下列情况者应考虑中耳癌的可能：①外耳道深部或鼓室内见

肉芽、息肉样组织或乳头状物，切除后迅速复发或触之易出血；②耳流脓转变为流脓血性或血性分泌物；③耳深部持续疼痛，程度与耳部检查体征不相符；④慢性化脓性中耳炎症状突然加重或发生面瘫；⑤乳突根治术后腔内顽固性肉芽生长，术腔长期不愈合。

2.影像学检查　颅底及颞骨X线片、CT及MRI检查可了解病变范围及向周围侵蚀情况。

3.病理组织学检查　取外耳道内肉芽组织进行病理组织学检查可确诊。

三、治疗

早期采用手术切除＋术后放射治疗，晚期则应进行综合治疗。

1.手术治疗　根据病变范围可进行乳突根治术、扩大乳突根治术、颞骨次全切除术、颞骨全切除术。有颈淋巴结转移者应行颈部淋巴结廓清术。

2.放射治疗　由于放射设备的改进，中耳癌放疗效果有了显著提高，5年生存率可达65％。放疗时应保持外耳道清洁，预防和控制感染，促使肿瘤消退，减轻放疗损伤。

3.化学治疗　仅作为手术或放疗的辅助治疗，可作为晚期肿瘤患者的姑息治疗方法。

四、预后

预后较差，因大多数患者不能得到早期诊断和治疗。影响预后的主要因素有：年龄、肿瘤范围、病理类型、分化程度和治疗方法等。

第三章　鼻部疾病

第一节　急性鼻炎

急性鼻炎是鼻腔黏膜的急性炎性疾病。很常见,有传染性,常反复发生。俗称“伤风”或“感冒”。致病微生物主要为病毒。

一、临床表现

1.初期(前驱期)　1～2d,多表现为一般性的全身酸痛,鼻及鼻咽部发干灼热,鼻黏膜充血、干燥。

2.急性期(湿期)　2～7d,渐有鼻塞,鼻分泌物增多,喷嚏和鼻腔发痒,说话呈闭塞性鼻音,嗅觉减退。鼻黏膜明显充血肿胀,鼻腔内充满黏液性或黏脓性分泌物,可转为脓样。全身有不同程度的发热、头胀、头痛等。

3.末期(恢复期)　鼻塞逐渐减轻,脓涕也减少,若不发生并发症,则数日后可自愈。

二、诊断和鉴别诊断

急性鼻炎应与某些传染病的前驱症状,如流感、麻疹、猩红热、流行性出血热等鉴别,因这些疾病的开始,常先有急性鼻炎的症状出现,有“急性传染性鼻炎”之称,应予以注意。亦须与变应性鼻炎作鉴别。在急性鼻炎时,切忌用力擤鼻,以免炎症扩展引起中耳炎或鼻窦炎。炎症亦可向下蔓延,发生咽喉、气管和肺的炎症。

三、治疗

以支持和对症治疗为主,并注意防止并发症。鼻腔通气引流,以促进恢复。

1.全身治疗　大量饮水,热水泡脚,热水浴等。饮食清淡、易消化而富营养。症状较重者宜卧床休息。

早期用发汗疗法以减轻症状,缩短病程。①生姜、红糖、葱白煎汤热服。②中医学认为本病系外感风邪引起，由于所感之邪毒有别，侵犯之途径不同，故有风寒、风热之分。可酌情给予银翘解毒冲剂或苦甘冲剂等中成药治疗。

解热镇痛药：对发热较高者可酌情给予解热镇痛药如阿司匹林等。合并细菌感染或疑有并发症时，全身应用抗生素药物治疗。

2.局部治疗

(1)1%麻黄碱液或呋喃西林麻黄碱液、氯霉素麻黄碱液滴鼻，每日 3 次，以利通气引流。滴鼻法：①仰卧法。仰卧，头悬垂于床缘外，或肩下垫枕，头后仰卧，鼻前孔向上，每侧鼻腔内滴入 3～5 滴。②坐位法。坐位，头靠椅背并尽量后仰，然后滴药。③侧卧法。向患侧侧卧，头向下垂，滴药。注意连续用药不要超过 1 周。

(2)针刺迎香、鼻通穴，或做穴位按摩。

第二节 慢性鼻炎

慢性鼻炎是鼻腔黏膜和黏膜下层的慢性炎症。表现为鼻黏膜的慢性充血肿胀，称慢性单纯性鼻炎。若发展为鼻黏膜和鼻甲骨的增生肥厚，称慢性肥厚性鼻炎。

一、病因和发病机制

1.局部病因

(1)急性鼻炎反复发作或治疗不彻底而演变成慢性鼻炎。

(2)由于邻近的慢性炎症长期刺激或畸形，致鼻发生通气不畅或引流阻塞，如慢性鼻窦炎、鼻中隔偏曲、慢性扁桃体炎或腺样体肥大等。

(3)鼻腔用药不当或过量过久形成药物性鼻炎，常见于久用萘甲唑啉(滴鼻净)之后。

(4)过敏因素：鼻黏膜的长期变态反应状态可以导致黏膜肥厚增生。

2.全身病因

(1)长期慢性疾病，如内分泌失调、长期便秘、肾脏病和心血管疾病等，而致鼻黏膜长期或屡发性充血或瘀血。

(2)维生素缺乏，如维生素 A 或维生素 C 缺乏。

(3)烟酒过度可影响鼻黏膜血管舒缩而发生障碍。

(4)长期服用利血平等降压药物，可引起鼻腔血管扩张而产生类似鼻炎的症状。

3.环境因素　在有水泥、烟草、煤尘、面粉或化学物质等环境中的工作者，鼻黏膜受到物理和化学因子的刺激与损害，可造成慢性鼻炎。温湿度急剧变化的环境，如炼钢、冷冻、烘熔等车间工人，也较易发生此病。

二、分类

分为两种类型：

1.慢性单纯性鼻炎　病理主要表现为黏膜深层血管慢性扩张，尤以下鼻甲海绵状血窦变化最明显。黏液腺功能活跃，分泌增多。鼻甲黏膜肿胀，但黏膜下组织无明显增生性改变。

2.慢性肥厚性鼻炎　病理主要表现为黏膜上皮纤毛脱落，变为复层立方上皮，黏膜下层由水肿继而发生纤维组织增生而使黏膜肥厚，久之，可呈桑葚状或息肉样变，骨膜及骨组织增生，鼻甲骨骨质也可呈肥大改变。

三、慢性单纯性鼻炎

（一）临床表现

1.鼻塞　间歇性或交替性。①间歇性鼻塞：一般表现为白天、劳动或运动时减轻，夜间、静坐或寒冷时加重。②交替性鼻塞：侧卧时位于下侧的鼻腔常阻塞加重；转卧另一侧后，开始位于上侧没有鼻塞或鼻塞较轻的鼻腔，转到下侧后出现鼻塞或鼻塞加重；而开始位于下侧的鼻腔鼻塞减轻。此外，嗅觉可有不同程度的减退，说话呈闭塞性鼻音。

2.多涕　常为黏液性或黏脓性，偶呈脓性。脓性者多于继发性感染后出现。

鼻黏膜肿胀，表面光滑、湿润，一般呈黯红色。鼻甲黏膜柔软而富有弹性，探针轻压可现凹陷，但移开探针则凹陷很快复原，特别在下鼻甲为明显。若用1%～2%麻黄碱液做鼻黏膜收缩试验，则鼻甲迅速缩小。

（二）治疗

治疗原则为恢复鼻腔通气功能，排除分泌物，根除病因。

（1）去除病因，找出与疾病有关的病因并及时治疗。

（2）超短波或红外线理疗，可改善局部血液循环以减轻症状。

（3）1%麻黄碱或呋喃西林麻黄碱液、氯霉素麻黄碱液滴鼻，每日2～3次。注意连续用药不要超过1周。

（4）锻炼身体以增强机体抵抗力。

四、慢性肥厚性鼻炎

慢性肥厚性鼻炎为鼻黏膜、黏膜下层及鼻甲骨的增生肥厚性改变，可由慢性单纯性鼻炎发展而来。

（一）临床表现

鼻塞较重，多为持续性，常张口呼吸，嗅觉多减退。鼻涕稠厚，多呈黏液性或黏脓性。由于鼻涕后流，刺激咽喉致有咳嗽、多痰。当肥大的中鼻甲压迫鼻中隔时，可引起筛前神经受压或炎症，出现不定期发作性额部疼痛，并向鼻梁和眼眶放射，称筛前神经痛，又称筛前神经综合征。

体征有下鼻甲明显肥大，或下鼻甲与中鼻甲均肥大，常致鼻腔堵塞。鼻腔底部或下鼻道有少量黏液性或黏脓性分泌物。黏膜肿胀，呈粉红色或紫红色，表面不平，或呈结节状或桑葚状，尤以下鼻甲前端及其游离缘为明显。探针轻压凹陷不明显，触之有硬实感。局部用血管收缩药后黏膜收缩不明显。

（二）治疗

血管收缩药滴鼻液的应用，限于轻型病例及短期应用，往往效果不好。

激光、微波、射频、等离子消融等治疗：使下鼻甲黏膜下组织产生瘢痕收缩，从而缩小其体积，达到使鼻腔通气的目的，可在严格掌握适应证的情况下酌情选用。需注意有个别医疗机构，对有鼻塞的患者，不分鼻炎还是鼻窦炎，也不管是否伴有鼻中隔偏曲、鼻甲气化，一律采用此方法治疗，严重损伤了鼻黏膜纤毛传输系统，反而使病情加重。

手术疗法，一般治疗无效，或黏膜显著肥厚，或肥厚部分位于下鼻甲后端或下缘，可行下鼻甲部分切除术或中鼻甲部分切除术。下鼻甲切除不宜过多，原则上不超过下鼻甲的 1/3，以免影响鼻黏膜功能或继发萎缩性鼻炎。骨性肥大者，宜行下鼻甲黏膜—骨膜下切除术，既可改善鼻腔的通气引流，又无损于鼻黏膜的生理功能。对伴有严重鼻中隔偏曲、泡状中鼻甲、鼻腔框架结构不良者，提倡鼻内镜下功能性手术，矫正鼻中隔、鼻甲成形术可一次性完成，既解决鼻腔通气，又可避免对黏膜的不必要损伤，疗效确切。

对全身慢性疾病或邻近病灶如腺样体肥大或鼻窦炎等，亦应给予相应治疗。伴有变应性鼻炎者应同时治疗。

第三节　变应性鼻炎

变应性鼻炎又称过敏性鼻炎，是特应性个体接触致敏原后由IgE介导的介质（主要是组胺）释放，并有多种免疫活性细胞和细胞因子等参与的鼻黏膜慢性炎症反应性疾病。变应性鼻炎本身虽不是严重疾病，但可影响患者的生活质量，并可诱发支气管哮喘、鼻窦炎、鼻息肉、中耳炎等，或与变应性结膜炎同时发生。

变应性鼻炎与支气管哮喘常同时或先后发生，因此，诊治变应性鼻炎时应注意评估有无支气管哮喘，并与呼吸科医师协作给予相应治疗。

临床上一般将变应性鼻炎分为常年性和季节性两型。2004年，由中华耳鼻咽喉科杂志编辑委员会、中华医学会耳鼻咽喉科分会牵头制定的变应性鼻炎的诊治原则和推荐方案将变应性鼻炎分为：季节性间歇性、季节性持续性，常年性间歇性、常年性持续性几种类型。其程度分为：轻度和中重度。

另有一型由非特异性的刺激所诱发、无特异性变应原参加、不是免疫反应过程，但临床表现与上述两型变应性鼻炎相似，称血管运动性鼻炎或称神经反射性鼻炎，刺激可来自体外（物理、化学方面），或来自体内（内分泌、精神方面），故有人看作是变应性鼻炎，但因在机体内不存在抗原-抗体反应，所以脱敏疗法、激素或免疫疗法均无效。

一、病因和发病机制

变应性鼻炎可发生于任何年龄，男女均有，易见于年轻人，主要原因有：

1.吸入性变应原　如室内外尘埃、尘螨、真菌、动物皮毛、羽毛、棉花絮等，多引起常年性发作；植物花粉引起者多为季节性发作。

2.食物性变应原　如鱼虾、鸡蛋、牛奶、面粉、花生、大豆等。特别是某些药品，如磺胺类药物、奎宁、抗生素等均可致病。

3.接触物　如化妆品、汽油、油漆、乙醇等。

其他：某些细菌及其毒素、物理因素（如冷热变化）、内分泌失调或体液酸碱平衡失调等病因均可致病。也可由于多种因素同时或先后引起。

二、临床表现

症状可因与刺激因素接触的时间、数量以及患者的机体反应状况不同而各异。常年性变应性鼻炎，随时可发作，时轻时重，或每晨起床时发作后而逐渐减轻。一般在冬季容易发病，常同全身其他变应性疾病并存。季节性变应性鼻炎，呈季节性发作，多在春、秋季发病，迅速出现症状，发病时间可为数小时、数天至数周不等，发作间歇期完全正常。

典型症状为鼻痒、阵发性喷嚏连续发作、大量水样鼻涕和鼻塞。具体表现如下：

1.鼻痒和连续喷嚏　每天常有数次阵发性发作，随后鼻塞和流涕，尤以晨起和夜晚明显。鼻痒见于多数患者，有时鼻外、软腭、面部和外耳道等处发痒，季节性鼻炎常伴有眼痒。

2.大量清水样鼻涕　涕多，清水样，多在连续喷嚏后出现。急性反应减弱或消失时，可减少或变稠厚，若继发感染可变成黏脓样分泌物。

3.鼻塞　程度轻重不一，单侧或双侧，间歇性或持续性，亦可为交替性。

4.嗅觉障碍　由黏膜水肿、鼻塞而引起者，多为暂时性。因黏膜持久水肿导致嗅神经萎缩而引起者，多为持久性。

三、诊断和鉴别诊断

对典型病例诊断较易，但常因询问病史不详细或症状不典型，而误诊为急性或慢性鼻炎，应予以注意。故要获得正确的诊断，必须进行多方面的检查。

(1)详细询问病史，包括既往史及家族史。注意有无变应原接触史，找寻有关病因。

(2)主要症状如鼻痒、连续喷嚏、大量清水样鼻涕等。

(3)前鼻镜检查。可见鼻黏膜苍白水肿，大量清水样分泌物，若因持久性水肿可发生鼻息肉或黏膜息肉样变。

(4)鼻腔分泌物涂片检查。在变态反应发作期间，鼻分泌物中可见嗜酸性粒细胞增多。

(5)变应原皮肤试验。以适宜浓度的各种常见变应原提取物做皮肤试验(点刺或皮内注射)。如患者对某种变应原过敏，则在激发部位出现风团和红晕，可协助诊断。变应原诊断明确后还可应用这种变应原进行脱敏治疗。

四、治疗

尽可能避免诱因和消除过敏因素，达到脱敏、消肿、通气的目的。

1.脱敏疗法

(1)避免疗法：找出致病的变应原后，设法避免接触是最有效的防治方法。

(2)特异性脱敏疗法:用已找出的变应原作脱敏剂。这种脱敏方法,开始均采用小剂量做皮下注射,并逐渐增加剂量,到最大忍受量时改为维持量,直到症状消失为止。经此法治疗的患者,体内可产生大量特异性 IgG 封闭抗体,可阻断抗原与 IgE 抗体的结合,降低介质细胞的敏感性,从而起到治疗作用。

2.药物疗法

(1)抗组胺药物:这类药物包括氯苯那敏(扑尔敏)、赛庚啶和异丙嗪(非那根)等,为组胺 H_1 受体拮抗药。使用方便,见效快,但易发生不同程度的注意力不集中、嗜睡等不良反应。近年来进入临床的第二代抗组胺药如氯雷他啶、地氯雷他啶、西替利嗪等,疗效好,不良反应较轻,较为常用。

(2)色甘酸钠:为肥大细胞稳定剂。以粉末喷入鼻腔,每日 4 次,每日约 20mg。

(3)酮替酚:既有阻止介质细胞脱颗粒的作用,又有拮抗组胺的作用,但也有嗜睡的不良反应。每次口服 1mg,每日 1～2 次。

(4)糖皮质激素:糖皮质激素类药物可多环节阻断变态反应,发挥全面抗炎作用,因而疗效好。但久用可产生肾上腺皮质功能紊乱及其他全身不良反应,只在病情严重时短期应用控制症状,或作为手术前后的围手术期治疗。常用泼尼松(强的松)口服,0.5mg/(kg·d),早晨顿服。

3.局部治疗

(1)抗组胺鼻喷剂:目前有盐酸氮䓬斯汀鼻喷剂,起效快,不良反应小。

(2)糖皮质激素鼻喷剂:局部应用的糖皮质激素主要与局部受体结合发挥作用,因而疗效高,不良反应小,为目前治疗变应性鼻炎的一线药物。常用药物有:二丙酸倍氯米松、布地奈德、丙酸氟替卡松、糠酸莫米松鼻喷剂等,可根据不同年龄段选用。

(3)减充血剂:1%麻黄碱液等鼻黏膜减充血剂,不作为常规用药,只在鼻塞严重时短期应用缓解症状。

(4)下鼻甲黏膜电灼、冷冻、激光等治疗可降低神经末梢的敏感性,有一定疗效,但应注意其对鼻黏膜纤毛功能的影响。

4.手术治疗 变应性鼻炎若合并鼻中隔偏曲、鼻甲肥大等结构异常,手术治疗后可提高药物治疗的有效率;伴有鼻窦炎、鼻息肉者,接受鼻窦开放、息肉切除术后仍需继续抗变态反应治疗。

第四节　鼻息肉

鼻息肉是鼻腔和鼻窦黏膜的常见慢性疾病，以极度水肿的鼻黏膜在中鼻道形成单发和(或)多发息肉为临床特征。发病率占总人口的1%～4%，但在支气管哮喘、阿司匹林耐受不良、变应性真菌性鼻窦炎及囊性纤维化患者中，发病率可在15%以上。该病成年人多见，男性多于女性。

一、病因和发病机制

鼻息肉病因和发病机制不明，可能存在以下原因：

1.纤毛形态结构和功能障碍　囊性纤维化、不动纤毛综合征和Kartagener综合征发病率可以高达20%以上。这些疾病均表现为由于纤毛本身结构异常，或黏液的质或量异常，导致黏液纤毛运动功能障碍，继发鼻窦和下呼吸道反复感染，息肉组织内有中性粒细胞浸润。

2.微环境变化的影响　中鼻道微环境有如下特点：间隙狭窄、凹凸不平，吸入气流在此易形成紊流；中鼻道结构复杂、狭细，黏膜稍有肿胀，即可互相接触，继而导致该部位纤毛活动障碍；中鼻道黏膜血流较鼻内其他部位明显减少。提示中鼻道微环境某些改变使中鼻道天然防御功能减弱，局部易受有害因子损伤，为鼻息肉的形成创造了条件。

3.嗜酸性粒细胞的作用　组织学研究发现，近90%的鼻息肉组织有较多嗜酸性粒细胞浸润，提示鼻息肉与该细胞增多有密切关系。嗜酸性粒细胞是许多促炎细胞因子的重要来源，且含有大量损伤组织的毒性蛋白，因此可导致局部黏膜的炎性反应。

4.细菌超抗原　金黄色葡萄球菌是鼻腔常见共生菌之一。金黄色葡萄球菌肠毒素(SEs)作为超抗原不经抗原递呈细胞而直接激活中鼻道鼻黏膜内的大量Th2细胞、B细胞、嗜酸性粒细胞和肥大细胞，使其合成释放大量促炎细胞因子，加重中鼻道内的局部炎症反应，促使息肉形成。

二、病理

病理上可见鼻息肉由高度水肿的鼻黏膜形成。表面为假复层柱状纤毛上皮所覆盖，上皮基底膜广泛增厚并扩展到黏膜下层，形成不规则的透明膜层。上皮下为水肿的疏松结缔组织，组织间隙明显扩大，并可有增生的腺体。其间有较多浆细胞、嗜酸性粒细胞、淋巴细胞和肥大细胞，继发感染时，可见中性粒细胞。

三、临床表现

可单发或多发，单侧或双侧，多数为多发性及双侧性。症状以进行性鼻塞为主，随息肉缓慢长大，逐渐成为持续性鼻塞。鼻腔分泌物增多，时伴有喷嚏。可有嗅觉障碍及头痛等症状。鼻塞重者说话呈闭塞性鼻音，睡眠时打鼾。若息肉阻塞咽鼓管口，可引起耳鸣和听力减退。息肉阻塞鼻窦引流，可引起鼻窦炎，出现鼻背、额部及面颊部胀痛不适。

前鼻镜检查可见鼻腔内有一个或多个表面光滑呈灰白色或淡红色、半透明的肿物，如新鲜荔枝肉状或去皮葡萄状或呈储水橡皮袋状。触诊时柔软，可移动，不易出血，不感疼痛，息肉生长过大时，外鼻可发生畸形，鼻梁变宽而膨大形成"蛙鼻"。鼻内镜检查可早期发现局限在中鼻道或嗅裂的小息肉。鼻腔内可见到稀薄浆液性或黏稠、脓性分泌物。

鼻息肉与下列疾病关系密切：

1.支气管哮喘　大量临床资料表明，鼻息肉患者中2%～3%有哮喘或哮喘病史。早年曾认为与鼻肺反射有关，近则认为二者均系呼吸黏膜嗜酸性粒细胞增多性炎性反应。

2.鼻窦炎　中鼻道与鼻窦黏膜连续或因窦口阻塞，易有鼻窦炎的发生，或互为因果关系。

3.分泌性中耳炎　当息肉体积大或并发鼻窦炎时，通过对咽鼓管咽口压迫或炎性刺激，导致咽鼓管功能障碍，引起分泌性中耳炎。

四、诊断和鉴别诊断

根据上述典型发现，诊断较易。后鼻孔息肉有时通过前鼻孔不易看到，检查时须先将鼻黏膜收缩，并行后鼻镜检查。鼻内镜检查及鼻窦X线摄片、CT扫描，可明确病变的部位和范围。需与鼻腔内类似鼻息肉表现的其他病变进行鉴别：

1.鼻中隔黏膜肥厚或中鼻甲肥大　呈息肉样变者均可被误诊为鼻息肉。前者表面颜色较红，基底较宽而不易活动，触诊时较硬。

2.脑膜—脑膨出　可做颅骨侧位或颅基位X线摄片、CT或MR扫描检查，可见颅骨缺损。

3.内翻性乳头状瘤　外形如多发性息肉，表面粗糙，色灰白或淡红。病理组织学上特点是上皮向基底方向呈内翻性生长。手术时易出血，术后易复发，恶变率7%。

4.鼻咽纤维血管瘤　常发生于男性青年鼻腔后段及鼻咽部，基底广，色深红或灰色，呈圆形或结节状或分叶状，并向四周扩散，可反复发生鼻出血，甚至大量出血。

5.鼻部恶性肿瘤　凡单侧进行性鼻塞、鼻涕带血，伴面部麻木或剧烈头痛者，均应考虑鼻部恶性肿瘤的可能，须施行活检明确诊断。

五、治疗

因鼻息肉发病与多因素有关且易复发，现多主张综合治疗。

1.糖皮质激素治疗

(1)局部糖皮质激素喷鼻：初发小息肉或鼻息肉手术前与手术后，或伴有明显变态反应因素者，应用局部吸入型糖皮质激素喷鼻剂喷鼻，通常每日清晨1次用药，严重者每日2次。可持续使用2～3个月，甚至更长时间。

(2)口服糖皮质激素治疗：伴有变态反应或哮喘等鼻息肉患者或鼻息肉术后，可口服泼尼松(强的松)0.5～1mg/(d·kg)，晨起空腹顿服，共10～14d，常无需减量停药。

2.手术治疗　鼻塞严重、药物治疗无效或多发性大息肉者，可行鼻内镜手术切除并行筛窦开放术。

应该指出的是，手术仅仅是治疗疾病的开始，更重要的是术后的比较长期的随访和综合治疗。

附：上颌窦后鼻孔息肉

上颌窦后鼻孔息肉是有别于一般鼻息肉的另一种息肉病变。本病多发于青少年，儿童中也常有发现。男女发病率无明显差异。病因尚未明确。息肉发源于上颌窦，然后以细长茎蒂通过上颌窦在中鼻道的窦口进入鼻腔，向后滑向后鼻孔，并突入鼻咽部。

(一)临床表现

单侧鼻塞。有时可感鼻腔内有物随呼吸活动，渐觉吸气可，但呼气不畅。突入鼻咽部且较大的鼻息肉可导致双侧鼻塞。巨大者可影响软腭运动，致发音变化。

前鼻镜检查见灰白色、光滑，来自中鼻道的息肉样物，质软并可移动，后鼻镜检查见半透明、淡红色或灰白色的息肉位于后鼻孔或鼻咽部。

(二)诊断和鉴别诊断

根据病史、鼻镜检查，即可诊断。应注意与鼻咽部纤维血管瘤、鼻内脑膜脑膨出相鉴别。

（三）治疗

治疗以手术为主，经鼻内镜下切除鼻息肉、开放上颌窦，清除息肉根蒂；较大的息肉，可先断开根蒂，经口取出息肉，然后做上颌窦开放术。

第五节　鼻腔异物

一、定义

鼻腔异物分为内生性和外生性两类。内生性异物有鼻石、死骨等；外生性异物又分为植物性、动物性和非生物性三类。本病以儿童多见，当其嬉戏时，将小物件塞入鼻腔，或可因呕吐或进食时，喷嚏将食物从鼻咽部呛入鼻腔。鼻出血时，常将草纸、棉花等止血物遗忘取出而存留鼻腔，鼻部手术中遗留敷料，鼻部外伤弹片等异物嵌入鼻腔。此外，还可见小水蛭吸入鼻腔成为异物等。

二、诊断

（1）由于异物在鼻腔长期存留引起鼻黏膜炎症性肿胀、局部溃烂，表现一侧鼻阻，流血性或黏脓性鼻涕且有恶臭，有时伴有血涕。动物性异物，鼻内有痒感或蠕动感，可伴有鼻痛。儿童患者因病史叙述不清，不能单凭有无异物置入史来决定诊断。凡儿童单侧鼻阻塞，流血或臭涕者都应考虑有异物可能。

（2）鼻腔检查。一般异物多存于下鼻甲前端，或与鼻中隔之间，鼻镜检查较易发现。若时间较长，患侧鼻腔内有大量脓性分泌物或脓血性分泌物，鼻腔黏膜红肿、糜烂，有渗血或有肉芽生长时看不清异物，则难以检查，而易于误诊。必须清洁后仔细检查。异物存留过久，异物表现将有钙盐沉着，触之有粗糙感，还可以异物为中心形成鼻石。鼻腔水蛭异物，常附着鼻腔顶黏膜上不易发现。但若有反复鼻出血、鼻痒及异物在鼻内爬行感等症状时，必须充分收敛黏膜后，才较易见到棕色水蛭。

（3）不透射线的异物，鼻腔检查不能发现者，可摄下颌骨在内的头颅正、侧位X线片，进行异物定位。

三、治疗

（1）经前鼻孔取出异物。一般除不规则扁平片状异物，如纸片、棉片可用镊子取出外,对圆形光滑异物切忌用镊子随意夹取,以防将异物推向后鼻孔或鼻咽部,而误吸入下呼吸道内。可用小圆形刮匙、钝异物钩、鼻钳或以回旋针自制异物钩自上方超过异物,钩住异物后部,由后向前掏出。若异物太大不易取出,可取平卧头低位,将异物推至鼻咽部,另一手指从口腔置入鼻咽部取出,但对此必须谨慎进行。

(2)动物性异物先用乙醚棉球塞于前鼻孔内,或用1%丁卡因麻醉后,取出或用吸引器吸出。

(3)异物取出后,若鼻腔有炎症应予以适当处理。

第六节 鼻中隔偏曲

一、定义

鼻中隔偏曲是鼻中隔向一侧或两侧偏曲或局部突起,影响鼻腔生理功能或产生症状时,为鼻中隔偏曲,若呈尖锥样突起称为骨棘,若呈条形山嵴样突起称为骨嵴。鼻中隔完全居中者,几乎见不到,一般人鼻中隔都会有不同程度的偏曲,但无鼻功能障碍者,称为生理性偏曲,不做诊断和处理。如中隔软骨前缘突入鼻前庭,则称鼻中隔软骨前脱位。事实上鼻中隔正直者甚少,如无功能障碍,可不做诊断和处理。

二、病因

1.外伤　外伤为本病的重要原因,多发生在儿童时期,外伤史常早已遗忘。当时因鼻中隔的各个组成部分发育未全,故不显症状,以后随年龄增长始逐渐发展成为鼻中隔偏曲,成人也可因外伤造成鼻中隔偏曲或鼻中隔软骨脱位。

2.发育异常　鼻中隔原由数块软骨组成,以后分别骨化,才出现骨部鼻中隔。在发育过程中,由于种种原因,骨和软骨的发育不均衡,而形成畸形或偏曲,或在鼻中隔各骨或骨与软骨之间的接缝处形成距状突或嵴。腺样体肥大、自幼张口呼吸、硬腭高拱者的鼻中隔发育受限,也可发生鼻中隔偏曲。

3.压迫因素　鼻腔内肿瘤或异物压迫,可使鼻中隔偏向一侧。

三、诊断

本病症状轻重与偏曲的程度及类型有关。

1.鼻塞　单纯“C”形偏曲或峭突,多引起同侧鼻塞或交替性鼻塞。伴有对侧鼻甲代偿性肥大及“S”形偏曲，可能引起双侧鼻塞。

2.头痛 偏曲部分或嵴突和棘可压迫鼻甲，引起同侧反射性头痛。如鼻内喷1％麻黄碱或1％丁卡因后头痛症状能缓解，即可证明头痛与鼻中隔偏曲有关。

3.鼻出血 偏曲的凸面或嵴和棘突处黏膜变薄，而且常受到气流或尘埃的刺激，易发生干燥糜烂，导致鼻出血。

4.检查 鼻中隔软骨部偏曲诊断较易，高位或后段偏曲易被忽视。本病必须与鼻中隔黏膜肥厚相鉴别，以探针触之，后者柔软，且易压成小凹。检查时可见鼻中隔偏曲的各种类型，鼻中隔呈“C”形偏向一侧或呈“S”形偏曲，有时在一侧或两侧可见到棘或嵴突。偏曲部位可在高位、低位、前段或后段，鼻腔宽大侧的下鼻甲常代偿性肥大。鼻腔用减充血剂收缩后再检查可以看到后端的偏曲情况。鼻内镜检查因不能窥及鼻腔全貌，对诊断鼻中隔偏曲不提倡使用。

5.鼻窦冠状位CT扫描 可以清楚地显示鼻中隔偏曲和鼻甲情况，并能看到是否妨碍鼻窦引流及鼻窦内的病变情况。

四、治疗

凡有上述表现之一，并考虑与鼻中隔偏曲有关者，均为手术的适应证。手术方法有鼻中隔黏膜下切除术和鼻中隔成形术，后者因保留鼻中隔的软骨支架，可防止术后中隔随呼吸的摆动，并可减少鼻中隔穿孔、鼻梁塌陷等并发症的发生。鼻内镜下鼻中隔成形术术野清楚，观察到位，提倡使用。鼻中隔黏膜下矫正术是耳鼻咽喉科常见的手术，也是符合鼻生理功能的较为实用的手术。

1.适应证

(1)鼻中隔偏曲影响呼吸、鼻塞严重者。

(2)高位鼻中隔偏曲影响鼻窦引流或引起反射性头痛者。

(3)鼻中隔骨棘或骨嵴常致鼻出血者。

(4)鼻中隔呈“C”形偏曲，一侧下鼻甲代偿性肥大，影响咽鼓管功能者。

(5)鼻中隔偏向一侧，而另一侧下鼻甲有萎缩趋向者。

(6)矫正鼻中隔偏曲，作为某些鼻腔、鼻窦手术的前置手术。如施行内镜鼻窦手术前，有时需先行鼻中隔矫正术。

(7)鼻中隔被鼻腔、鼻窦肿瘤或鼻息肉压迫而偏曲，在完成肿瘤或息肉切除后，同时亦应矫正鼻中隔。

(8)变应性鼻炎和血管运动性鼻炎伴有鼻中隔偏曲者。

2.并发症

(1)鼻中隔血肿

发生原因:①鼻中隔矫正不彻底,仍有偏曲的骨或软骨存在,鼻中隔两侧的黏膜—软骨膜或黏膜—骨膜不能紧密贴合。②两侧鼻腔凡士林纱条填塞不均匀。③术前鼻腔急性炎症未控制。④术后用力擤鼻或打喷嚏。⑤凝血机制障碍。

处理方法:①重新打开切口,分离暴露鼻中隔术腔,用吸引器或刮匙清理术腔内陈旧凝血块,矫正未完全矫正的骨或软骨。②充分止血后,在鼻中隔术腔底部放置一橡片引流条,切口不予缝合或仅缝合切口上方。③双侧鼻腔以凡士林纱条加压均匀填塞。④术后加用止血药及足量抗生素。

(2)鼻中隔脓肿:多继发于鼻中隔血肿感染,较为少见。处理基本同鼻中隔血肿。但应彻底清除已坏死的鼻中隔软骨和切除可疑坏死的软骨,并用注射用水或抗生素溶液反复冲洗术腔,在冲洗前应取材将脓液送细菌培养加药物敏感试验。术后用足量广谱抗生素或根据细菌药物敏感试验结果用药。防治方法:及时处理鼻中隔血肿;在鼻中隔矫正术中,严格注意无菌操作;严禁在手术过程中将鼻腔填塞过的纱条用于鼻中隔术腔。

(3)鼻中隔穿孔:术后小穿孔半月内及时处理效果较好。方法:按原切口进行分离,暴露鼻中隔术腔,取大于穿孔2～3倍的颞肌筋膜,待干燥后涂上生物胶,置于穿孔处,并使之固定。术后应用抗生素及微血管扩张药,并严密观察,防止感染。陈旧性鼻中隔大穿孔,修补的成功率不高。

第七节　鼻中隔穿孔

一、定义

鼻中隔穿孔系鼻中隔软骨部或骨部因外伤或其他原因穿破,形成大小不等的穿孔,使两侧鼻腔相通。多由鼻中隔黏膜下切除术引起,可有以下原因:

1.外伤　如手术、经常挖鼻、鼻外伤等,其中以鼻中隔黏膜下切除术引起者为多见。反复挖鼻成习,形成鼻中隔溃疡,也可致穿孔,严重鼻外伤也可引起。

2.特殊性传染病　如结核、狼疮、梅毒及麻风等。梅毒性穿孔常位于鼻中隔骨部,致合并鞍鼻。其他原因穿孔一般位于软骨部。

3.急性传染病　如白喉、猩红热、伤寒及天花等。

4.鼻中隔脓肿　脓肿溃破后穿孔。

5.化学物质刺激　如长期接触铬酸等。

二、诊断

(1)鼻腔干燥,有痂皮形成,引起鼻阻塞及头痛,并易发生鼻出血。鼻中隔前段小穿孔在呼吸时可发出吹哨声,如穿孔位于鼻中隔后段,可无任何症状。

(2)前鼻镜检查多见穿孔,有些需清除鼻腔痂皮后,方可看清穿孔。观察其穿孔大小、位置、形状。

三、治疗

有明显鼻功能障碍或临床症状者,可对症处理或施行穿孔修补术。小穿孔可用黏膜瓣转移、颞肌筋膜移植。穿孔大修补困难或失败者,可用纽扣式硅胶修补。

第八节　鼻出血

一、定义

鼻出血是临床常见症状之一,鼻出血多为单侧,亦可为双侧;可间歇反复出血,亦可持续出血;出血量多少不一,轻者仅鼻涕中带血,重者可致失血性休克;反复出血则可导致贫血。多数出血可自止。多因鼻腔病变引起,也可由全身疾病所引起,偶有因鼻腔邻近病变出血经鼻腔流出者。出血部位多在鼻中隔前下方易出血区,其原因如下:①鼻中隔前下部有鼻腭动脉、筛前动脉、上唇动脉鼻中隔支及腭大动脉分支相互吻合,形成网状血管丛。②鼻中隔前下部黏膜甚薄,血管极易损伤,且由于这些血管与软骨关系紧密,破裂后不易收缩。③鼻中隔前下部极易因挖鼻而损伤,而且容易遭受空气刺激,使黏膜干燥、结痂,干痂脱落时易发生出血。若鼻中隔有偏曲或距状突,这种情况更为常见。儿童鼻出血几乎全部发生在鼻腔前部;青年人虽以鼻腔前部出血多见,但也有少数严重的出血发生在鼻腔后部。40岁以上中老年人的鼻出血,常与高血压和动脉硬化有关,出血部位见于鼻腔后部,位于下鼻甲后端附近的鼻咽静脉丛为鼻后部出血的较常见部位。

二、病因

本病原因复杂,大致可分为以下两类。

1.局部原因

(1)外伤:鼻及鼻窦外伤或手术、颅前窝及颅中窝底骨折。如鼻外伤性筛窦骨折可引起筛前动脉破裂；颅底骨折可损伤颈内动脉虹吸部，在颅底发生假性动脉瘤，进而侵蚀蝶窦外侧壁进入蝶窦，可导致严重的鼻出血，甚至危及生命。剧烈咳嗽或喷嚏、擤鼻、挖鼻、经鼻腔插管等也可引起鼻出血。

(2)气压性损伤：鼻腔和鼻窦内气压突然变化，可致窦内黏膜血管扩张或破裂出血。

(3)鼻中隔偏曲：多发生在嵴或距状突附近或偏曲的凸面，因该处黏膜较薄，易受气流影响，故黏膜干燥、糜烂、破裂出血。鼻中隔穿孔也常有鼻出血症状。

(4)炎症：①非特异性炎症，如干燥性鼻炎、萎缩性鼻炎、急性鼻炎、急性上颌窦炎等，常为鼻出血的原因。②特异性感染，如鼻结核、鼻白喉、鼻梅毒等，因黏膜溃烂，易致鼻出血。

(5)肿瘤：鼻咽纤维血管瘤，鼻腔、鼻窦血管瘤等，可致长期间断性鼻出血。鼻腔或鼻窦的恶性肿瘤早期常见鼻出血症状，出血量一般不多，但可反复发生。晚期破坏大血管者，可引起致命性大出血。

(6)其他：鼻腔异物、鼻腔水蛭，可引起反复大量出血。在高原地区，因相对湿度过低而多患干燥性鼻炎，为地区性鼻出血的重要原因。

2.全身原因

(1)血液疾病：①血小板量或质的异常，如血小板减少性紫癜、白血病、再生障碍性贫血等。②凝血机制的异常，如血友病、大量应用抗凝血药物、纤维蛋白形成受阻、异常蛋白血症和结缔组织病等。

(2)急性传染病：如流感、鼻白喉、麻疹、疟疾、猩红热、伤寒及传染性肝炎等，多因高热，鼻黏膜严重充血、干燥，以致出血，出血部位多在鼻腔前段。

(3)心血管疾病：①动脉压过高，如高血压、动脉硬化症、肾炎、伴有高血压的子痫等；其他如用力过猛、情绪剧烈波动、气压急剧改变(如高空飞行、登高山及潜水等)，均可因一时性动脉压升高而发生鼻出血。出血前可有预兆，如头昏、头痛、鼻内血液冲击感等。②静脉压增高，如左房室瓣狭窄、胸腔或纵隔和颈部巨大肿块、肺气肿、肺水肿及支气管肺炎等。

(4)维生素缺乏：维生素 C、维生素 K、维生素 P 及微量元素钙等缺乏时，均易发生鼻出血。

(5)化学药品及药物中毒：磷、汞、砷、苯等中毒，可破坏造血系统的功能引起鼻出血。长期服用水杨酸类药物，可致凝血酶原减少而易出血。

(6)内分泌失调：代偿性月经、先兆性鼻出血常发生于青春发育期，多因血中雌激素含量减少，鼻黏膜血管扩张所致。

(7)遗传性出血性毛细血管扩张症,肝、肾慢性疾病以及风湿热等,也可伴发鼻出血。

三、诊断

(1)鼻出血属于急症,应在最短时间内确定出血部位,判明出血原因,以便及时给予有效治疗。有些病因不明者,需在止血之后,再探查其原因。在询问病史时应迅速问清哪一侧先出血、出血时的情况、过去发生过鼻出血否、此次出血有无自觉病因,根据具体情况进行局部和全身检查。在最短时间内确定出血部位,判明出血原因。出血可发生在鼻腔的任何部位,但以鼻中隔前下区最为多见,有时可见喷射性或搏动性小动脉出血。鼻腔后部出血常迅速流入咽部,从口吐出。一般情况下,局部疾患引起的鼻出血,多限于一侧鼻腔,而全身疾病引起者,可能两侧鼻腔内交替或同时出血。

(2)鼻出血多发生于单侧,如发现两鼻孔皆有血液,常为一侧鼻腔的血液向后流,由后鼻孔反流到对侧。出血不剧者,可用1%～2%麻黄碱棉片收缩鼻腔黏膜后,从先出血的一侧鼻腔寻找出血点,必须仔细检查,尤其是鼻中隔前下部位,注意黏膜表面有无充血、静脉曲张、糜烂溃疡等。有的通过前鼻镜检查不能发现出血部位,如出血不剧,可行后鼻镜或光导纤维鼻咽镜检查。若出血较剧,不允许从容地进行检查,应立即采取止血措施;或在吸引器帮助下用鼻内镜检查出血部位,尽快予以处理。鼻窦内出血,血液常自鼻道或嗅裂流出。除了寻找出血点外,还要做必要的全身检查(测量血压、血常规检查、出血时间及凝血时间测定、毛细血管脆性试验及血小板计数等)。有时尚须与有关科室共同会诊,寻找病因。

(3)根据全身情况和化验检查结果判断出血量。若出血较剧,不允许从容地进行检查,应立即采取止血措施,并迅速判断是否有出血性休克,同时要注意:

①休克时,鼻出血可因血压下降而自行停止,不可误认为已经止血。

②高血压鼻出血患者,可能因出血过多,血压下降,不可误认为血压正常。应注意患者有无休克前期症状如脉搏快而细弱、烦躁不安、面色苍白、口渴、出冷汗及胸闷等。

③要重视患者所诉出血量,不能片面依赖实验室检查。因在急性大出血后,其血红蛋白测定在短时间内仍可保持正常。有时大量血液被咽下,不可误认为出血量不多,因为之后可呕出多量咖啡色胃内容物。

四、治疗

1.一般原则

(1)医生遇出血患者时应沉着冷静，对患者应多加安慰，消除其紧张和恐惧心理，嘱其勿将血液咽下。

(2)严重鼻出血可使大脑皮质供血不足，患者常出现烦躁不安，可注射镇静剂，一般用巴比妥类药物，但对老年人以地西泮或异丙嗪为宜。对心力衰竭及肺源性心脏病患者鼻出血时，忌用吗啡以免抑制呼吸。对高血压所致的严重大量出血患者，用降压药物时应慎重，因高龄高血压患者和有严重的动脉硬化的高血压患者，在心脏供血不足时，不应将血压降得过低，否则可能造成动脉血栓形成。

(3)已出现休克症状者，应注意呼吸道情况，对合并有呼吸道阻塞者，应首先予以解除，同时进行有效的抗休克治疗。

2.局部止血方法　按病因和病情不同区别对待。

(1)指压法：此法作为临时急救措施，用手指压紧出血侧和鼻翼10～15min，然后再进一步处理。适用于鼻中隔前端的小出血。

(2)收敛法：用浸以1%～2%麻黄碱液或0.1%肾上腺素液的棉片填入鼻腔内止血，然后寻找出血点。

(3)烧灼法：适用于反复少量出血并有明确出血点者。在出血处进行表面麻醉后，可用药物、微波、激光、冷冻、射频等进行烧灼。用30%～50%硝酸银珠或三氯醋酸烧灼出血点至出现腐蚀性白膜为止，及时用棉花蘸去多余的药物，注意不可使药物流到他处，也不要在鼻中隔两侧相对处同时烧灼，以免发生鼻中隔穿孔。电灼、电火花法或YAG激光凝固法与药物烧灼法相似。烧灼后可用复方薄荷油等油剂滴鼻以防局部干燥。

(4)冷冻止血法：对鼻腔前部出血较为适宜。

(5)翼腭管注射法(腭大孔注射法)：对鼻腔后部出血有效。注射后可封闭上颌动脉的分支蝶腭动脉。方法为将注射器针头在切牙内侧刺入腭大孔内，注入含少量肾上腺素的1%利多卡因3mL。针头刺入不宜超过28mm，以免将药液注入圆孔或眶内。

(6)填塞法：此法是利用填塞物填塞鼻腔，压迫出血部位，使破裂的血管形成血栓而达到止血目的。

①鼻腔填塞法：常用凡士林纱条或高分子膨胀海绵填塞。经前鼻孔填塞鼻腔。填塞时，纱条远端固定，逐渐由后向前、由上向下，折叠填塞可避免纱条坠入鼻咽部

或堵在鼻前庭。此法对鼻腔前部出血效果较好。现鼻腔可吸收性填塞物的出现，常用可吸收性明胶海绵、可吸收性止血绫等或医用生物胶黏合，亦可用来行鼻腔填塞。局部压迫止血后，出血点或出血创面涂以薄层快速医用生物胶，具有黏合、止血、防止感染、止痛和促进创面愈合的作用。还可用乳胶或硅橡胶气囊填入鼻腔，注入空气或水使气囊膨胀，进行压迫止血。若为血液病等短期内不能止血的患者，可用涂有抗生素软膏的碘仿纱条填塞。

②后鼻孔填塞法：适用于前鼻孔填塞不能止血，或后鼻孔大量出血者。方法是先将凡士林纱条或消毒纱布卷叠成块状或圆锥形，长3.5cm，直径 2.5cm，用粗线缝紧，两端各有 25cm 长的双线，消毒备用。填塞时先收缩和表面麻醉鼻腔黏膜，咽部亦喷有表面麻醉剂。用导尿管由前鼻孔沿鼻腔底部插入直达咽部，用镊子将导管从口腔拉出，导尿管尾端则留于前鼻孔外，再将填塞物上的双线系于导尿管，此时将填塞物由口腔送入鼻咽部，填塞于后鼻孔。为了减少患者痛苦，可用弯止血钳将填塞物在明视下送到悬雍垂的后上方，再将导尿管的鼻端向外拉紧。最后在前鼻孔处用一纱布球，将双线系于其上，以做固定，口腔端的线头可剪短留在口咽部，便于以后取出填塞物时做牵拉之用。后鼻孔填塞后，一般都需加行前鼻腔填塞。鼻腔填塞物应于 24～48h 内取出或更换，以防引起鼻窦及中耳感染等并发症。

3.全身治疗

(1)半坐位休息。注意营养，给予高热量易消化饮食。对老年或出血较多者，注意有无失血性贫血、休克、心脏损害等情况，并及时处理。失血严重者，须予输血、输液。

(2)寻找出血原因，进行病因治疗。

(3)给予足够的维生素 C、维生素 K、维生素 P 等，并给予适量的镇静剂。

(4)静脉注射 50%葡萄糖液、5%氯化钙液或凝血质(3～4mL，肌内注射，每日 2 次)，以促进凝血。适当应用止血剂，如抗血纤溶芳酸、6-氨基己酸、酚磺乙胺或云南白药等。

(5)反复鼻腔填塞时间较长者，应加用抗生素预防感染。

4.手术治疗　手术治疗可酌情采用。如对鼻中隔前下方反复出血，可考虑鼻中隔黏膜下剥离术或划痕术，使该处形成瘢痕组织，闭塞血管而止血。若为鼻部外伤或手术等原因，致大血管破裂，出血猛烈，填塞无效，根据出血部位不同，或施行颈外动脉结扎术、筛前动脉结扎术、筛后动脉结扎术或 DSA 超选择性动脉栓塞等。

颈外动脉结扎术是预防和治疗头面部出血的重要方法。

(1)适应证

①严重的头面部大出血(除颈内动脉供血者外),用一般止血方法无效者。

②鼻腔、鼻窦或鼻咽部恶性肿瘤合并出血者。

③某些有严重出血的大手术之前置手术。a.上颌窦恶性肿瘤拟行上颌骨切除者。b.某些鼻咽部、口咽部或口腔恶性肿瘤及某些鼻咽纤维瘤或面部巨大肿瘤,拟行手术切除者。c.来自颈外动脉的动脉瘤,拟行手术切除者。

(2)并发症的预防及处理:误扎颈内动脉是最严重的并发症,可导致对侧偏瘫,甚至脑软化而死亡。当误扎颈内动脉时,患者迅速出现眩晕、恶心、呕吐、神志不清及对侧偏瘫等一侧大脑半球缺血的症状。此时应立即剪除动脉壁上的缝线,恢复血流。筛动脉结扎术是治疗筛前或筛后动脉供血区动脉性出血的手术。

(3)适应证:位于中鼻甲下缘以上的鼻腔和额窦、筛窦及蝶窦的动脉性出血,经反复鼻腔填塞不能制止者可行筛前或筛后动脉结扎术。

(4)并发症的预防及处理:全部操作均在眶骨膜下进行,如不慎撕破眶骨膜,可引起眶内感染。血管结扎时须牢靠,以免松脱引起眶内血肿。

第九节 鼻腔和鼻窦良性肿瘤

一、定义

鼻腔和鼻窦良性肿瘤主要好发于鼻腔内,其次是鼻窦,外鼻则较少。通常按组织来源进行分类:①上皮组织肿瘤包括乳头状瘤、腺瘤;②结缔组织肿瘤包括骨瘤、血管瘤、纤维瘤、软骨瘤、脑膜瘤、骨纤维异常增殖症等。

二、内翻性乳头状瘤

1.诊断要点 内翻性乳头状瘤以50～60岁男性多见,单侧持续性鼻塞,进行性加重,可伴血涕或反复鼻出血,常同时伴鼻息肉、鼻窦炎,部分病例有多次鼻息肉手术史。外观粉红色,息肉样或分叶状,触之易出血。肿瘤有明显局部侵袭性特点,易复发,7%发生恶变。根据症状、体征以及反复、多部位活检,一般可做出诊断。

2.治疗 此瘤对放射线不敏感,主要以手术治疗为主。手术需彻底,否则容易复发。对其基底及浸润组织周围的正常组织应切除足够的安全边界。有下列情况者应考虑恶变可能:①全部切除后迅速复发;②较快侵犯邻近组织;③反复鼻出血;

④头面部疼痛示有骨及神经受累。

三、骨瘤

1.诊断要点　骨瘤多见于青年男性，额窦最多见，其次是筛窦。病因不明。小的骨瘤多无症状，常在X线摄片检查中发现，大的额窦骨瘤可引起鼻面部畸形，疼痛、感觉异常，也可侵入鼻腔或眼眶，甚至颅内。鼻窦骨瘤表现为鼻窦内圆形或卵圆形高密度肿物影。

2.治疗　对成人较小骨瘤而无临床症状，不需急于手术，可定期观察。肿瘤大，引起颜面变形或症状明显者，可行肿瘤摘除术。

四、血管瘤

1.诊断要点　血管瘤好发于鼻及鼻窦，多见于10～25岁青壮年，分为毛细血管瘤和海绵状血管瘤。前者占80%，鼻中隔多发，后者较少，主要见于下鼻甲和上颌窦。表现为反复鼻出血。肿瘤由纤维组织及血管构成，瘤体血管丰富，血管壁薄，缺乏弹性，容易受损发生严重大出血。不主张诊断性穿刺或活检。

2.治疗　手术切除为主，鼻中隔前下方小血管瘤，应包括瘤体及根部黏膜一并切除。鼻窦内或肿瘤较大者，依据瘤体大小、位置，可采用经鼻内镜手术开放上颌窦，可完善切除肿瘤。也可采用柯-陆手术、Deker切口或鼻侧切开手术。

五、软骨瘤

1.诊断要点　软骨瘤很少见，好发于额窦，病因不明。症状常表现为单侧进行性鼻塞、流涕，嗅觉减退、头晕、头痛等；肿瘤较大，广泛侵入周围结构，可发生面部变形、眼球移位、复视等，鼻镜检查肿瘤体表面光滑、球形、广基，触之易出血。肿瘤生长缓慢，但可使周围软组织和骨壁压迫性吸收破坏，侵犯邻近器官。

2.治疗　主要采用手术治疗。软骨瘤对放射治疗不敏感，因此，手术应尽早进行，切除范围应彻底，多选择鼻外进路，术后要长期随访观察。

六、脑膜瘤

1.诊断要点　原发于鼻部的脑膜瘤少见。青少年起病，病史长。临床多数病例为发生于颅内的肿瘤，向下扩展入鼻腔、鼻窦。X线摄片、CT扫描可显示肿瘤的部位、范围及与周围组织的关系。

2.治疗　本病对放射线不敏感，主要采用手术治疗。手术应彻底切除限于鼻腔及鼻窦的肿瘤，可采用鼻内镜下切除，也可采用鼻侧切开术。若肿瘤已侵犯前颅底或颅底脑膜瘤向鼻及鼻窦扩展者，可采用颅面联合进路。

七、骨纤维异常增殖症

1.诊断要点　骨纤维异常增殖症是一种病因不明、缓慢进展的自限性良性骨纤维组织疾病。本病分为三型：①单骨型，单个或多个损害累及一块骨，其中上颌骨发病最多见。②多骨型但不伴内分泌紊乱，多个损害累及一块以上骨骼。③多骨型伴有内分泌紊乱，损害散布于多个骨骼，常为单侧分布，伴有较大皮肤色素斑。多见于女性，表现第二性征早熟。本病的主要表现为病骨区畸形肿胀，发生于面部者表现两侧不对称，眼球移位、突出，鼻腔狭窄，牙齿松动，齿槽嵴畸形，流泪，腭部隆起。随着病变发展可出现头痛，偶尔发生鼻出血。如广泛侵入鼻窦、眼眶及颅前窝底，临床呈恶性生长倾向，表现为鼻塞、嗅觉减退、面部不对称、眼球突出、移位、复视、视力障碍和张口困难等。X 线摄片、CT 扫描可显示肿瘤的部位、范围及与周围组织的关系。

2.治疗　手术的目的在于尽可能彻底清除病变组织，以达到整容和恢复受累器官生理功能的目的。可根据肿瘤的大小及其侵犯部位，选用不同手术进路。

第十节　鼻腔和鼻窦恶性肿瘤

一、定义

鼻腔、鼻窦恶性肿瘤以鼻腔与鼻窦恶性肿瘤较常见，占全身恶性肿瘤的 1%～2%，占耳鼻咽喉部恶性肿瘤的 25%～50%。癌肿大多数发生于 40～60 岁，肉瘤发生者年龄较轻。病理组织学显示鳞状细胞癌居首位，腺癌及腺样囊性癌次之，肉瘤亦有相当比例。原发于鼻窦者较鼻腔多见，以原发上颌窦最多，筛窦次之，额窦、蝶窦少见。临床上涉及两个鼻窦的肿瘤并不少见，很难确定其原发部位。

二、临床表现及分型

按组织来源区分如下。

(1)上皮肿瘤：鳞状细胞癌、腺癌、腺样囊性癌、淋巴上皮癌、变移上皮癌、黑色素瘤等。

(2)肉瘤较少见，以恶性淋巴瘤为多见。

三、诊断要点

(1)病史及临床表现:单侧鼻塞、鼻出血,伴流脓涕或臭脓涕。根据肿瘤部位不同出现相应的症状:面部麻木感、面部隆起、眼球突出或移位、复视、牙齿疼痛或松动、硬腭下塌、张口受限、颈部或颌下淋巴结转移等。

(2)X线及CT检查:可以了解肿瘤的范围、发生部位、周围组织破坏情况等。

(3)最后确诊依靠病理检查(明显的黑色素瘤除外)。

四、治疗

放疗、化疗、手术相结合的综合治疗。对放射线不敏感的肿瘤,则应以手术切除为主。亦可结合动脉灌注化疗。

鼻腔和鼻窦癌的TNM分级、分期如下。

T——分级

Tis:原位癌。

T_1:肿瘤局限于黏膜,无骨质侵蚀或破坏。

T_2:下部结构骨质侵蚀或破坏,包括硬腭和(或)中鼻道内鼻窦开口。

T_3:肿瘤侵犯面颊皮肤、上颌窦后壁、眶底或前筛窦。

T_4:眶内容物和(或)以下结构有肿瘤浸润筛板,后筛窦或蝶窦,鼻咽,软腭,翼腭窝或颞窝,颅底。

N——分级

N_0:局部淋巴结无明显转移。

N_1:同侧单个淋巴结转移,大小为3cm或小于3cm。

N_2:同侧单个淋巴结转移,最大直径超过3cm,但小于6cm或同侧有多个淋巴结转移,其中最大直径无超过6cm者,或两侧或对侧淋巴结转移,其中最大直径无超过6cm者。

N_{2a}:同侧单个淋巴结转移,最大直径超过3cm小于6cm。

N_{2b}:同侧多个淋巴结转移,其中最大直径未超过6cm者。

N_{2c}:两侧或对侧淋巴结转移,其中最大直径未超过6cm者。

N_3:转移淋巴结之最大直径超过6cm。

Nx:局部转移淋巴结完全无法分级。

M——分级

M_0:无明显远处转移。

M_1：有远处转移。

Mx：远处转移无法判断。

五、鼻腔及鼻窦恶性肿瘤手术的一般注意事项

（1）通过详尽的全身和局部检查，确定有手术指征且预计患者能耐受手术时，根据症状、体征及影像学检查所见，决定切口方式和切除范围。对于鼻窦毗邻重要组织结构和器官（如眼球）的切除尤应慎重。

（2）事先拟定手术方案，应与患者、家属共同商议，以便统一认识。

（3）恶性肿瘤患者往往合并局部感染或贫血，术前须行处理。一般于术前3d开始给抗生素预防感染。

（4）对较大肿瘤采取全麻方式。

（5）切除牙槽骨及硬腭，术前预制牙托。

（6）肿瘤切除后，可取切缘或可疑部位小块组织做活检，以便了解肿瘤是否已被彻底切除。

第四章　咽部疾病

第一节　咽部异物

一、病因

咽部异物很常见。常见的原因有：①进食匆忙，误将骨头、鱼刺、果核等吞下；②儿童口含小物件如钢珠、玻璃球、树上的小果子、纸巾团、玉米粒、花生仁等，嬉戏、哭闹、跌倒时，误将其吞入咽喉部；③意识不清或不能自控的情况如精神异常、昏迷、醉酒、麻醉未醒时发生误咽；④有意吞入异物，如自杀；⑤医源性，如误将纱条、棉球等遗留在咽腔所致。

二、临床表现

(1)咽部刺痛、异物感，吞咽时加剧，症状发生部位恒定。

(2)尖锐性异物常可刺破黏膜，导致吐血性唾液。

(3)异物如果体积较大，可导致呼吸及吞咽困难。

三、诊断

1.病史询问　意识清醒或能够合作治疗者，常可了解到异物的性质。

2.物理检查　经口咽检查、间接喉镜检查、电子纤维喉镜检查等可能发现异物及其他间接征象，如梨状窝唾液存留、黏膜擦伤。

3.影像学检查　X线平片可发现不透光异物及其部位、形态、大小；吞钡造影能够发现某些间接征象如钡剂存留、附着或挂带有某些棉絮等。

四、治疗

(1)口咽部异物可直接用异物钳取出。

(2)喉咽部异物可在间接喉镜、直接喉镜、纤维内镜下取出。

(3)如果异物已经刺破咽壁进入咽旁间隙,应行颈侧切开取出异物。

(4)由于异物常能造成咽部擦伤,故术后应用抗生素预防、控制感染。

第二节 咽部灼伤

一、概述

咽部为吞咽和呼吸的必经之路,咽部灼伤多同时累及喉,进入食管则出现食管灼伤,除局部症状外,还可引起全身复杂的病理变化和中毒症状,应早期诊断,及时处理。

二、病因学

咽喉灼伤可分热灼伤和化学灼伤两类。咽部烫伤绝大多数发生于儿童,多因对小儿照顾不周,误饮沸水或进食烫热的食物而致,成人多见于火焰、高热蒸气或其他高温液体致伤,故常伴有头、面、颈部的严重灼伤。化学灼伤多因误服化学物质如强酸、强碱,重金属盐、稀氨溶液等物质引起,同时常有口腔及食管的灼伤。黏膜接触碱性腐蚀剂后,使脂肪皂化,蛋白质溶解,引起组织液化坏死,病变穿透性强,易向深层发展。黏膜接触酸性腐蚀剂后,其病理改变主要是水分吸收、蛋白质凝固,局部组织呈凝固性坏死改变,穿透力稍弱,高浓度者也可引起严重损伤。

三、病理改变

咽喉组织损伤的程度,视致伤物的温度(热灼度)和腐蚀剂的性质、进入的容量以及停留的时间而定。致伤物在咽喉生理狭窄区停留时间较长,所以在舌腭弓、腭垂、会厌舌面、杓状软骨及其皱襞、咽食管交界处的损害多较严重。咽喉灼伤按其损伤程度轻重分为三度。一度灼伤较多见,表现为咽黏膜弥漫性充血,然后出现水肿,发生于喉部者多较严重,创面愈合后无瘢痕形成,二度灼伤病变累及黏膜层及肌层,黏膜水肿更为显著,黏膜表面覆有坏死性假膜或痂皮,因其致病原因不同可为白色、黄色或灰色等,三度灼伤最为严重。常见于化学性灼伤(如稀氨溶液、苛性钠)。苛性钠灼伤可致黏膜深度坏死,炎症持久,坏死性假膜需经 3～4 周才消失。轻者可恢复,但重度灼伤,继脱痂和坏死组织形成之后,遗留瘢痕性结缔组织增生,致并发各种畸形。

四、临床表现

伤后的主要症状为口腔、咽喉疼痛，吞咽痛，咽下困难，流口水等。继有高热、流涎、咳嗽、发音障碍、喘鸣或呼吸困难等症状。化学伤由于化合物的毒性，可有昏睡、失水、高热、休克等，可导致死亡。在儿童伴有吸吮困难及烦躁不安等。此外，可有精神不振、嗜睡、食欲很差、体温增高，并有轻重不等的中毒症状。呼吸困难为喉水肿及咽喉部分泌物潴留，堵塞呼吸道所致，为咽喉灼伤致死的主要原因。呼吸困难多数见于伤后 5～10h，在此期间应密切观察，24h 后未出现呼吸困难，即可认为脱离呼吸困难的危险期。

五、检查

可见软腭、腭垂、咽后壁、会厌舌面等处黏膜起泡、糜烂或覆有白膜。化学灼伤后的黏膜有比较典型的表现，误咽碱性物，其呕吐物为黏性、油腻样，含有黏膜碎片。苛性碱作用于组织，溶解和破坏蛋白质，成为凝胶状的肿块，痂皮软而深，为混浊的灰色膜。硝酸灼伤的结痂常呈黄色、褐色或棕色，硫酸致伤则为黑色痂，醋酸和碳酸的痂为白色。碘、稀氨溶液、醋酸中毒时患者常呼出明显的气味。

许多毒物可导致肾脏、肝脏、中枢神经系统的损害及电解质紊乱，表现为肾功能减退、衰竭、出血倾向等。咽灼伤严重的患者，在晚期可引起相应器官的瘢痕狭窄、粘连，出现呼吸和吞咽障碍。

六、诊断

根据病史，临床表现及口腔、咽喉检查诊断多无困难。小儿咽喉烫伤有时病史不详，容易误诊，在诊断上应与咽喉部挫伤、白喉、喉气管异物、急性喉梗阻等相鉴别。呼吸道灼伤死亡率很高，应早期诊断，及时治疗，密切注意有无呼吸困难的表现。化学物腐蚀伤余下的毒物和容器应保存送检，有时必须检测呕吐物及尿、粪便中的毒物，以协助诊断。合并食管灼伤者，应早期确诊、治疗，以防食管瘢痕狭窄或闭锁。

七、并发症

受伤后的主要症状为疼痛、吞咽痛、咽下困难、流口水等，如伴有喉水肿，将出现呼吸困难。重度灼伤常有发热或中毒症状。许多毒物可导致肾脏、肝脏、中枢神经系统的损害及电解质紊乱，表现为肾功能减退、衰竭、出血倾向等。咽灼伤严重患者，在晚期可引起相应器官的瘢痕狭窄、粘连，出现呼吸和吞咽障碍。

八、治疗

局限于口腔和咽部的一度灼伤，无继发感染，3～5d后白膜可自行消退，伤口愈合。如二、三度灼伤，或有喉咽、喉部灼伤，应根据具体情况，由有关科室密切协作，采取相应的救治措施。

1.急性期的处理

（1）呼吸困难的处理：并发喉水肿及喉部阻塞者，将危及患者生命，因此，应密切注意有无呼吸困难，以免延误抢救时机。广泛性头、面、颈部三度灼伤，呼吸道有明显灼伤的病例，应在呼吸道梗阻症状出现之前，先行气管切开术。二度以内灼伤，无呼吸道阻塞表现者可暂时观察。咽喉烫伤者呼吸困难发生有一定的规律。据报道烫伤愈重，呼吸困难出现愈早。呼吸困难出现在烫伤12h以内的病例，就诊时呼吸困难虽轻，但多属进行性，应早期施行气管切开术。呼吸困难发生在烫伤12h以上者多不至于发展到严重程度，可暂时严密观察。

（2）中和治疗：强酸、强碱所致的咽喉灼伤，在伤后3～4h内就诊者，应视其所服毒物的不同给予中和剂。服强碱者可用食醋、橘子汁、柠檬汁、牛乳、蛋清等中和。对酸类用氢氧化铝凝胶、肥皂水或稀氧化镁乳剂等中和。但忌用碳酸氢钠、碳酸钙中和，防止其产生的二氧化碳使受伤的食管和胃发生破裂。口服毒物较多者，可慎用洗胃，许多学者认为酸碱腐蚀伤洗胃应为禁忌。

（3）抗生素的应用：选用足量广谱抗生素，以预防和控制感染。

（4）肾上腺皮质激素类药物的应用：激素具有抗休克、消除水肿、避免气管切开以及抑制肉芽及结缔组织生长的作用，减少瘢痕性狭窄，其缺点则为易致食管穿孔及使感染扩散。咽喉灼伤宜早期使用，量要足，如口服有困难时可静脉应用。

（5）全身疗法：如保暖、输血、输液抗休克、纠正电解质紊乱等，给予镇静止痛药物、维生素等。

（6）局部治疗：保持口腔清洁。伤口表面喷撒碱式碳酸铋或涂布甲紫等，或吞服橄榄油、液状石蜡油，使伤口干燥，并具有防腐、润滑和保护作用。饭前口服1%普鲁卡因15mL可以缓解吞咽困难，对增加营养、水分及改善全身情况有利。

2.瘢痕狭窄期的处理　伤后1～3周的急性期过后，对咽食管损伤较重者，应继续应用抗生素、激素，并应用阿托品、地巴唑预防痉挛，或行预防性扩张，以避免瘢痕狭窄的出现。轻度瘢痕狭窄可以用扩张术治疗，对扩张无效或多发、范围广泛的狭窄或闭锁可手术整复。

第三节　急性咽炎

急性咽炎是咽黏膜、黏膜下组织的急性炎症，常累及咽部淋巴组织。可单独发生，亦可继发于急性鼻炎或急性扁桃体炎之后或为上呼吸道感染之一部分，冬、春季高发。

一、病因和发病机制

常见病因：①病毒感染：病毒可通过飞沫和密切接触而传染。②细菌感染：以链球菌、葡萄球菌和肺炎双球菌为主。③物理化学因素：如高温、粉尘、烟雾、刺激性气体等。④体质和遗传因素。以病毒感染和细菌感染较多见。

二、临床表现

一般起病较急，早期感觉咽部干燥、灼热、粗糙，继续发展有明显咽痛，吞咽时较重，咽侧索受累时疼痛可向耳部放射。全身症状一般较轻，可有发热、头痛、食欲不振和四肢酸痛等，但因年龄、免疫力以及病毒、细菌毒力不同而程度不一。若无并发症者，一般一周内可愈。

1.体征　口咽部黏膜呈急性弥漫性充血、肿胀。咽后壁淋巴滤泡隆起，表面可见黄白色渗出物。腭垂及软腭水肿。下颌角淋巴结肿大，压痛。鼻咽及喉咽部也可呈急性充血，严重者可见会厌水肿。

2.并发症　可引起中耳炎、鼻窦炎及呼吸道的急性炎症。急性脓毒性咽炎可引发急性肾炎、风湿热及败血症等。

三、诊断和鉴别诊断

根据病史、症状及体征，可诊断本病。注意与某些急性传染病（如麻疹、猩红热、流感等）相鉴别。此外，如见咽部出现假膜坏死，应行血液学及全身检查，以排除血液病等严重的全身性疾病。

四、治疗

对症治疗，应卧床休息。通畅大便，多饮水。应用抗生素和抗病毒药。局部用药：复方硼砂溶液含漱；各种含片如银黄含片、碘喉片、草珊瑚含片、西瓜霜含片、华素片、六神丸等，可酌情选用；或抗生素加激素雾化吸入。

第四节 慢性咽炎

慢性咽炎为咽部黏膜、黏膜下及淋巴组织的弥漫性炎症，常为上呼吸道慢性炎症的一部分，多见于成年人。病程长，症状顽固，治疗困难。分慢性单纯性咽炎、慢性肥厚性咽炎、萎缩性咽炎与干燥性咽炎 3 型。

一、病因和发病机制

1.局部因素

(1)急性咽炎反复发作或延误治疗转为慢性。

(2)各种鼻病及呼吸道慢性炎症，长期张口呼吸及炎性分泌物反复刺激咽部或受慢性扁桃体炎、牙周炎的影响。

(3)物理化学因素刺激：烟酒过度、粉尘、有害气体的刺激及辛辣食物等都可引起本病。

2.全身因素 如贫血、消化不良、下呼吸道慢性炎症、心血管疾病、内分泌功能紊乱、维生素缺乏及免疫功能低下等都可继发本病。

二、临床表现

一般无明显全身症状。咽部异物感、痒感、灼热感、干燥感、微痛感，常有黏稠分泌物附着于咽后壁，晨起时频繁刺激性咳嗽或于刷牙漱口，讲话多时易恶心作呕。无痰或仅有颗粒状分泌物咳出，萎缩性咽炎患者有时可咳出带臭味的痂皮。

三、体征

1.慢性单纯性咽炎 黏膜充血，血管扩张，咽后壁有散在的淋巴滤泡，常有少量黏稠分泌物附着在黏膜表面。

2.慢性肥厚性咽炎 黏膜充血增厚，咽后壁淋巴滤泡显著增生，多个散在突起或融合成块。咽侧索亦可充血肥厚。

3.萎缩性咽炎与干燥性咽炎 黏膜干燥，萎缩变薄，表面苍白发亮如蜡纸，并有脓痂附着。咽部感觉及反射减退，鼻咽部也有黏稠分泌物或脓痂附着，有时可在咽后壁见到颈椎椎体的轮廓。若早期萎缩改变不明显，仅表现干燥者，称干燥性咽炎。

四、诊断和鉴别诊断

本病诊断不难，但应详细询问病史，仔细检查鼻咽及喉咽，以及进行必要的全身检查。特别注意排除鼻、咽、喉、食管、颈部的隐性病变，如早期恶性肿瘤，在未能排除隐性病变之前需对患者进行追踪观察，以免误诊。

五、治疗

1.病因治疗　消除各种致病因素，如治疗全身性疾病，治疗鼻窦炎。注意营养，增强体质锻炼。避免刺激性食物及烟酒，发音不当应矫正。在有粉尘或刺激性气体环境中的工作者应戴口罩。

2.中医中药治疗　慢性咽炎系脏腑阴虚，虚火上扰，治宜滋阴清热，可用增液汤加减。近年来临床应用较多的中成药有健民咽喉片、金嗓利咽丸、双黄连胶囊等。

3.局部治疗

（1）单纯性咽炎：常用复方硼砂溶液、呋喃西林溶液、2％硼酸液含漱。亦可含化银黄含片、碘喉片、草珊瑚含片、西瓜霜含片、华素片及六神丸等。

（2）肥厚性咽炎：除上述治疗外，可用激光治疗，亦可用药物（硝酸银）、冷冻或电凝固法治疗。

（3）萎缩性咽炎与干燥性咽炎：用2％碘甘油涂抹咽部，可改善局部血液循环，促进腺体分泌。服用维生素A、维生素B_2、维生素C、维生素E，可促进黏膜上皮生长。

第五节　腺样体肥大

腺样体位于鼻咽顶后壁，在正常生理情况下，6～7岁发育至最大，12岁后逐渐萎缩，成人后基本消失。若腺样体增生肥大，引起相应临床症状，称腺样体肥大。本病多见于儿童，常见病因为鼻咽部及其邻近部位的炎症刺激使腺样体发生病理性增生。

一、临床表现

1.症状　腺样体肥大或咽鼓管咽口淋巴组织增生均可堵塞咽鼓管咽口，引起患侧分泌性中耳炎的临床症状和体征。肥大的腺样体堵塞后鼻孔，引起鼻塞、张口呼吸和睡眠打鼾等症，长期鼻塞和张口呼吸，可引起面部发育障碍，如上颌骨变长、硬腭高拱、上切牙突出、唇厚等称腺样体面容。分泌物下流刺激呼吸道黏膜，可引起咳嗽。鼻咽分泌物经常被咽入胃中，可引起胃肠活动障碍，导致厌食、消化不良。长期呼吸不畅，肺扩张不足，可造成鸡胸等胸廓畸形。

2.体征 典型患者可有腺样体面容，鼻道宽畅或收缩下鼻甲后可见鼻咽部肥大的腺样体突向后鼻孔，间接鼻咽镜检查或鼻咽纤维镜检查可见鼻咽顶后壁肥大腺样体，腺样体沟槽中可见脓液或分泌物。鼻咽部触诊可触及鼻咽顶后壁有软组织团块。

二、辅助检查

X线鼻咽侧位片或鼻咽部CT检查能进一步显示腺样体的大小、与邻近解剖结构间的关系。

三、治疗

腺样体肥大的治疗原则是手术治疗。腺样体切除术的适应证包括：

(1)腺样体肥大引起张口呼吸、睡眠打鼾者。

(2)腺样体肥大堵塞咽鼓管咽口，引起分泌性中耳炎或导致化脓性中耳炎反复发作者。

(3)已有腺样体面容或鸡胸等发育障碍者。

(4)腺样体肥大伴鼻腔鼻窦炎症反复发作或上呼吸道感染频发者。

第六节 急性扁桃体炎

急性扁桃体炎为腭扁桃体的急性非特异性炎症，常伴有不同程度的咽黏膜和淋巴组织炎症，是一种很常见的咽部疾病。多发生于儿童及青年，在春秋两季气温变化时最易发病。

一、病因和发病机制

乙型溶血性链球菌为本病的主要致病菌，非溶血性链球菌、葡萄球菌、肺炎链球菌、流感杆菌及腺病毒或鼻病毒、单纯性疱疹病毒等也可引起本病。细菌和病毒混合感染者不少见。近年还发现有厌氧菌感染者，革兰阴性杆菌感染有上升趋势。正常人咽部及扁桃体隐窝内存留着某些病原体，机体防御能力正常时，不会发病。

当人体抵抗力降低时，病原体大量繁殖，毒素破坏隐窝上皮，细菌侵入其实质而发生炎症。受凉、潮湿、过度劳累、烟酒过度、有害气体刺激、上呼吸道有慢性病灶存在等均可诱发本病。

急性扁桃体炎的病原体可通过飞沫或直接接触而传染。通常呈散发性，偶可在集体生活者（如部队、工厂、学校）中暴发流行。

二、临床表现

1.全身症状　多见于急性化脓性扁桃体炎。起病急，可有畏寒、高热、头痛、食欲下降、乏力、全身不适、便秘等。小儿可因高热而引起抽搐、呕吐及昏睡。

2.局部症状　剧烈咽痛为其主要症状，常放射至耳部，伴有吞咽困难。颌角淋巴结肿大，有时感到转头不便。葡萄球菌感染者，扁桃体肿大较显著，在幼儿还可引起呼吸困难。

3.体征　患者呈急性病容。咽部黏膜呈弥漫性充血，以扁桃体及两腭弓最为严重。腭扁桃体肿大，在其表面可出现黄白色脓点或在隐窝口处有黄白色或灰白色点状豆渣样渗出物，可连成一片形似假膜，下颌角淋巴结常肿大。

4.并发症　急性扁桃体炎可引起全身各系统许多疾病，常见者有急性风湿热、急性关节炎、急性骨髓炎、心肌炎及急性肾炎等，其发病机制尚在探讨。一般认为这些并发症的发生与各个靶器官对链球菌所产生的Ⅲ型变态反应有关。

三、诊断和鉴别诊断

根据其典型的临床表现，本病不难诊断。但应注意与咽白喉、咽峡炎及某些血液病所引起的咽峡炎等疾病相鉴别。

四、治疗

1.一般疗法　本病具有传染性，故患者要适当隔离。卧床休息，加强营养，疏通大便。咽痛较剧或高热时，可口服解热镇痛药，进流质饮食及多饮水。

2.抗生素应用　为主要治疗方法。首选青霉素，根据病情轻重，决定给药途径。若治疗 2～3d 后病情无好转，高热不退，须分析其原因，改用其他种类的抗生素。或酌情使用糖皮质激素。

3.局部治疗　常用复方硼砂溶液、复方氯己定含漱液或 1：5000 呋喃西林液漱口。

4.中医中药　中医理论认为本病系内有痰热，外感风火，应疏风清热，消肿解毒。常用银翘柑橘汤或清咽防腐汤。

5.手术治疗　本病有反复发作的倾向。因此，对已有并发症者，应在急性炎症消退后施行扁桃体切除术。

第七节　慢性扁桃体炎

慢性扁桃体炎多由急性扁桃体炎反复发作或因扁桃体隐窝引流不畅，窝内细菌、病毒滋生感染而演变为慢性炎症。

一、病因和发病机制

链球菌和葡萄球菌为本病的主要致病菌。反复发作的急性扁桃体炎使隐窝内上皮坏死，细菌与炎性渗出物聚集其中，隐窝引流不畅，导致本病的发生和发展，也可继发于猩红热、白喉、流感、麻疹、鼻腔及鼻窦感染。本病的发生机制尚不清楚，近年来认为与自身变态反应有关。

病理改变可分为3型：

1.增生型　因炎症反复刺激，淋巴组织与结缔组织增生，腺体肥大、质软，突出于腭弓之外。镜检可见腺体淋巴组织增生，生发中心扩大，丝状核分裂明显，吞噬活跃。

2.纤维型　淋巴组织和滤泡变性萎缩，为广泛纤维组织所取代，因瘢痕收缩，腺体小而硬，常与腭弓及扁桃体周围组织粘连。病灶感染多为此型。

3.隐窝型　腺体隐窝内有大量脱落上皮细胞、淋巴细胞、白细胞及细菌聚集而形成脓栓，或隐窝口因炎症瘢痕粘连，内容物不能排出，形成脓栓或囊肿，成为感染灶。

二、临床表现

1.症状　患者常有咽痛，易感冒及急性扁桃体炎发作史，平时自觉症状少，可有咽内发干、发痒、异物感、刺激性咳嗽等轻微症状。若扁桃体隐窝内潴留干酪样腐败物或有大量厌氧菌感染，则出现口臭。小儿扁桃体过度肥大，可能出现呼吸不畅、睡时打鼾、吞咽或言语共鸣的障碍。由于隐窝脓栓被咽下，刺激胃肠，或隐窝内细菌、毒素等被吸收引起全身反应，导致消化不良、头痛、乏力、低热等。

2.体征　扁桃体和腭舌弓呈慢性充血，黏膜呈黯红色，用压舌板挤压腭舌弓时，隐窝口有时可见黄、白色干酪样点状物溢出。扁桃体大小不定，成人扁桃体多已缩小，但可见瘢痕，凹凸不平，常与周围组织粘连。患者常有颈部淋巴结肿大。

3.并发症　慢性扁桃体炎在身体受凉、受湿，生活及劳动环境不良等情况下，容易形成病灶如风湿性关节炎、风湿热、心脏病、肾炎等。全身衰弱、内分泌紊乱、自主神经系统失调或发生变态反应，产生各种并发症。

三、诊断和鉴别诊断

根据病史，结合局部检查进行诊断。患者有反复急性发作的病史，为本病诊断的主要依据。扁桃体的大小并不表明其炎症程度，故不能以此做出诊断。注意与下列情况鉴别；

1.扁桃体生理性肥大　多见于小儿和青少年，无自觉症状，扁桃体光滑、色淡，隐窝口清洁，无分泌物潴留，与周围组织无粘连，触之柔软，无反复炎症发作病史。

2.扁桃体角化症　常易误诊为慢性扁桃体炎。角化症为扁桃体隐窝口上皮过度角化所致，而出现白色尖形砂粒样物，触之坚硬，附着牢固，不易擦拭掉，如用力擦之，则留有出血创面。类似角化物也可见于咽后壁和舌根等处。

3.扁桃体肿瘤　一侧扁桃体迅速增大或扁桃体肿大并有溃疡，常伴有同侧颈淋巴结肿大，应考虑肿瘤的可能，需行活检确诊。

四、治疗

1.非手术疗法

(1)基于慢性扁桃体炎是感染—变应性状态的观点，本病治疗不应仅限于抗菌药物或手术，而应结合免疫疗法或抗变应性措施，包括使用有脱敏作用的细菌制品(如用链球菌变应原和疫苗进行脱敏)，以及各种增强免疫力的药物，如注射胎盘球蛋白、转移因子等。

(2)局部涂药、隐窝灌洗及激光疗法等均有人试用，远期疗效不理想。

(3)加强体育锻炼，增强体质和抗病能力。

2.手术疗法　可施行扁桃体切除术。有剥离法和挤切法两种。

扁桃体作为一个免疫器官，自有其生理功能。特别是儿童，扁桃体对机体具有重要的保护作用。任意切除扁桃体将消除局部的免疫反应，甚至出现免疫监视障碍。因此，须严格掌握适应证，只有对那些炎症已呈不可逆性病变的扁桃体才应考虑手术治疗。

3.扁桃体切除术的适应证

(1)慢性扁桃体炎反复急性发作或多次并发扁桃体周围脓肿。

(2)扁桃体过度肥大,妨碍吞咽、呼吸及发音功能。

(3)慢性扁桃体炎已成为引起其他脏器病变的病灶,或与邻近器官的病变有关联。

(4)白喉带菌者,经保守治疗无效时。

(5)各种扁桃体良性肿瘤,可连同扁桃体一并切除;对恶性肿瘤则应慎重。

4.扁桃体切除术的禁忌证

(1)急性炎症时,一般不施行手术,宜在炎症消退2～3周后切除扁桃体。

(2)造血系统疾病及有凝血机制障碍者。

(3)严重的全身性疾病。

(4)各种急性传染病流行时,不宜手术。

(5)妇女月经期前和月经期、妊娠期不宜手术。

(6)患有免疫球蛋白缺乏或自身免疫性疾病的病人。

第八节 扁桃体周脓肿

发生在扁桃体周围间隙内的化脓性炎症,称为扁桃体周脓肿。初起为蜂窝织炎(称为扁桃体周炎),继之形成脓肿。多见于青壮年。

一、病因和发病机制

本病常继发于急性扁桃体炎,尤其是慢性扁桃体炎急性发作者。由于扁桃体隐窝,特别是扁桃体上隐窝的炎症,使窝口阻塞,其中的细菌或炎性产物破坏上皮组织,向深部侵犯,穿透扁桃体被膜,进入扁桃体周围隙。常见的致病菌有金黄色葡萄球菌、乙型溶血性链球菌、甲型草绿色链球菌和厌氧菌属等。本病多单侧发病。

二、临床表现

初起如急性扁桃体炎症状,3～4d后,发热仍持续或加重,一侧咽痛加剧,吞咽时尤甚,疼痛常向同侧耳部或牙齿放射。再经2～3d后,疼痛更剧,吞咽困难,唾液在口内潴留,甚至外溢。患者头偏向病侧,颈项呈假性僵直;口微张,流涎,言语含糊不清。喝水时,常向鼻腔反流。重症患者因翼内肌受累而有张口困难。同侧下颌角淋巴结肿大。全身乏力、纳差、肌酸痛、便秘等。

体征：患者呈急性病容，早期可见一侧腭舌弓显著充血。若局部明显隆起，甚至张口困难时，提示脓肿已形成。属前上型者，病侧腭舌弓及软腭红肿突出，腭垂水肿，偏向对侧，腭舌弓上方隆起，扁桃体被遮盖且被推向下方。后上型者，腭咽弓红肿呈圆柱状，扁桃体被推向前下方。

三、诊断和鉴别诊断

根据病史及体查穿刺抽脓可确定诊断。

鉴别诊断：本病需与以下疾病进行鉴别。

1.咽旁脓肿　系咽旁隙的化脓性炎症，脓肿发生在咽侧至同侧颈外下颌角处，伴有压痛；病侧扁桃体和咽侧壁被推向对侧，但扁桃体本身无病变。

2.智齿冠周炎　常发生于阻生的下颌智齿周围，检查可见牙冠上覆盖肿胀的组织，可有溃疡和化脓，炎症可波及腭舌弓，但扁桃体及腭垂一般不受累。

四、治疗

1.脓肿形成前　按急性扁桃体炎处理，选用足量抗生素及适量的糖皮质激素控制炎症。

2.脓肿形成后

(1)穿刺抽脓：2%丁卡因表面麻醉后于脓肿最隆起处刺入；进针时注意方位，不可刺入太深，以免刺伤咽旁隙大血管。

(2)切开排脓：切开部位前上型选择脓肿最隆起处切开，也可按常规定位从腭垂根部做一假想水平线，从腭舌弓游离缘下端做一假想垂直线，两线交点稍外即为切口处。切开黏膜后，用长弯钳向后外方顺肌纤维走向撑开软组织，进入脓腔，充分排脓。后上型在腭咽弓处切开排脓。

(3)扁桃体切除：在抗生素有效控制下，实施病侧的扁桃体切除有排脓彻底、恢复快且无复发的优点。

第九节　咽良性肿瘤

咽部的良性肿瘤较多，来自上皮组织者有乳头状瘤、腺瘤等；来自间叶组织者有纤维瘤、脂肪瘤、血管瘤、平滑肌瘤等；来自神经组织者，有神经鞘膜瘤、神经节细胞瘤、脑膜瘤等；属于胚胎残余者，有畸胎瘤、脊索瘤、舌根甲状腺等。

一、咽部血管瘤

（一）临床表现

咽部血管瘤可分为毛细血管瘤、海绵状血管瘤及动静脉瘘 3 种。以海绵状血管瘤多见。

（1）咽部异物感、吞咽不适，瘤体增大可出现呼吸困难，易受伤出血。

（2）常见于咽侧壁、软腭、舌根及会厌扁桃体等部位。肿瘤基底较宽、无蒂，表面隆起，呈结节状，紫红色或青蓝色，触之有弹性。

（二）诊断要点

（1）临床表现。

（2）毛细血管瘤多为绛红色，无动脉搏动。

（3）海绵状血管瘤颜色黯或呈青蓝色。

（4）曲张性血管瘤或动静脉畸形瘤其分支血管常伸延到周围软组织中。

（三）治疗方案及原则

（1）毛细血管瘤无须特殊处理。

（2）海绵状血管瘤用激光，或注射硬化剂效果良好。局限的血管瘤可以手术切除。

（3）动静脉瘘可行手术切除，范围广泛者也可行血管结扎、血管栓塞介入等治疗。

二、鼻咽纤维血管瘤

（一）临床表现

（1）好发于青少年男性。

（2）进行性鼻塞。

（3）反复鼻出血，出血量较多。

（4）波及翼腭窝、颞下窝可出现面颊部隆起。

（5）波及眼眶，可出现眼球活动受限，眼球突出。

（6）波及耳咽管可出现耳鸣、耳堵、听力障碍。

（7）侵犯颅底进入颅内可出现头痛。

（8）鼻腔、鼻咽部可见红色、表面光滑、质硬肿物，触之易出血。

（二）诊断要点

（1）临床表现。

(2)怀疑鼻咽纤维血管瘤不要做活检,以免引起大出血。

(3)鼻咽部 CT 或 MRI 检查了解肿瘤的范围。

(4)血管造影可以了解肿瘤的供血情况。

(三)治疗方案及原则

(1)手术治疗:据部位及范围选择不同途径,包括鼻内镜手术、鼻外开放进路手术或联合手术。

(2)肿瘤侵入颅底、眶内、翼腭窝或颞下窝时,可选择颅面联合进路、侧颅底进路或鼻侧切开进路手术。近年鼻内窥镜手术也开始应用。

(3)手术前 24～48h 行血管栓塞术,可减少术中出血。

(4)无法切除者可酌情局部注射硬化剂及行放射治疗。

三、咽乳头状瘤

(一)临床表现

(1)患者常无自觉症状,常在咽部检查时发现。少数患者可有咽痒及异物感。

(2)咽腭弓、扁桃体、软腭缘、悬雍垂、软腭背面、下咽后壁等处可见红色或灰白色疣状物,质软,有蒂,外形各异,单发或多发。

(二)诊断要点

(1)临床表现。

(2)病理学检查。

(三)治疗方案及原则

可在局麻下切除。

四、咽旁间隙肿瘤

咽旁间隙肿瘤以良性多见。常见者有神经源性肿瘤、涎腺混合瘤、化感瘤等。也可发生恶性肿瘤及转移瘤。

(一)临床表现

(1)咽部不适、异物感。

(2)瘤体增大时有吞咽困难、疼痛。

(3)鼻咽部受压可出现耳鸣、耳堵、听力下降。

(4)颈侧和咽侧突起。

(5)颈交感神经受累时出现 Horner 综合征。

(6)舌下神经受累时出现半舌麻痹。

(7)咽侧壁、颈侧或颌下可触及肿物,质硬、无压痛,可轻微活动。

(二)诊断要点

(1)临床表现。

(2)B超、CT、MRI检查,有时需血管造影。

(3)病理检查:肿瘤位置深在,术前通常无法活检。

(三)治疗方案及原则

手术治疗。术中注意避免损伤重要的神经以及大血管。

第十节 鼻咽恶性肿瘤

鼻咽恶性肿瘤,多数为鳞癌,肉瘤较少见。鼻咽肉瘤多为淋巴肉瘤,易发生颈淋巴结转移及颅内侵犯;口咽部恶性肿瘤包括扁桃体、软腭、舌根和会厌谷的恶性肿瘤,以扁桃体的恶性肿瘤为多见。喉咽部恶性肿瘤与喉癌密切相关。

一、鼻咽癌

(一)临床表现

(1)鼻涕带血、鼻塞。

(2)耳鸣、耳堵、听力下降等分泌性中耳炎症状。

(3)头痛。

(4)侵犯眼眶可出现视力减退、突眼、复视。

(5)侵犯颅内可出现嗅觉障碍、视力减退甚至失明,眼球固定,吞咽困难,声音嘶哑等症状。

(6)单侧或双侧上颈部淋巴结肿大。

(7)咽隐窝、鼻咽顶部可见菜花样或结节样肿物,触之易出血。

(8)远处转移症状。

(二)诊断要点

(1)流行病史:我国的两广、福建、珠江三角洲地区以及祖籍为该地区的东南亚华裔发病率高。

(2)临床表现:对长期不愈的分泌性中耳炎,顽固、持久的头痛,及间断或持续性血涕患者,应注意检查鼻咽部。

(3)有下颌角外下方颈深部肿块者,应仔细检查鼻咽部。

(4)EB病毒抗体检查进行筛选。

高危人群中 IgA/VCA 阳性者,鼻咽癌发病率为 IgA 阴性者的 40.7 倍。符合下列条件之一者应高度怀疑鼻咽癌:①IgA/VCA≥1∶80;②IgA/VCA、IgA/EA、DNase 三项中,任何两项阳性;③任何一项检查滴度持续上升。

(5)鼻咽部病理学检查有时须耐心取多次标本才能确诊。

(6)CT、MRI 检查了解肿瘤范围,及周围重要结构的受累情况。

(7)皮肌炎患者易并发鼻咽癌。

(三)治疗方案及原则

(1)放射治疗是鼻咽鳞癌首选治疗方法。腺癌首选手术治疗。

(2)二次放疗后肿瘤残存或复发,可行挽救性手术。

(3)化学药物治疗,肿瘤转移范围较广,可采用综合治疗方法。

二、扁桃体癌

扁桃体癌以鳞癌多见。其次为淋巴上皮癌、未分化癌及肉瘤。发生于腭舌弓、扁桃体窝及腭咽弓。

(一)临床表现

(1)咽痛,进食饮水时加重,伴有放射性耳痛,累及翼内肌及颊肌,可产生牙关紧闭或颞部头痛。

(2)肿瘤增大可影响咀嚼、吞咽、呼吸;影响耳咽管,可出现耳鸣、听力减退、放射性耳痛。

(3)一侧扁桃体肿大,质硬,有溃疡面及分泌物。

(4)颈侧及颌下淋巴结肿大。

(二)诊断要点

(1)临床表现。

(2)病理学检查。

(3)MRI 或 CT 检查,确定肿瘤的范围及部位以及骨质有无破坏。

(4)B 超检查了解肿物及颈部淋巴结的情况。

(三)治疗方案及原则

(1)Ⅰ、Ⅱ期病变,可单纯放射治疗或手术治疗。

(2)Ⅲ、Ⅳ期病变,可采取手术+放射治疗。

(3)伴有颈淋巴结肿大者可同时行颈清扫术。

三、喉咽部恶性肿瘤

（一）临床表现

（1）发生于大量饮酒、吸烟、饮食习惯不良的中老年人。

（2）早期可有咽异物感、吞咽不适及咽痛。晚期可出现吞咽困难、疼痛、声带固定、声音嘶哑及呼吸困难，早期即可出现单侧或双侧颈淋巴结转移包块。

（3）梨状窝、咽后壁、环后黏膜等不同解剖部位，可见菜花状新生物或溃疡。

（二）诊断要点

（1）间接喉镜、直接喉镜或纤维喉镜下进行活组织检查，以确诊是鳞状上皮癌、肉瘤还是淋巴肉瘤。

（2）胸部X线正侧位片，判断有无胸部转移。

（3）颈部、喉部CT或MRI检查，确定肿瘤的范围。

（三）治疗方案及原则

由于该区的癌肿大多发现较晚，至确诊时肿瘤范围已较广泛，故多采用综合疗法。即术前先行放疗，然后对合适患者施行手术切除，并根据切除范围选用适合类型的转移瓣（如颈部或肩胸皮瓣、胃肠、带血管肠管等）进行修复，尽量恢复正常的咽喉功能。

第五章　喉部疾病

第一节　喉外伤

喉外伤及喉异物是耳鼻咽喉头颈外科急症，严重损伤可导致死亡或日后发生严重并发症，要给予正确、及时救治。本节重点介绍闭合性喉外伤、开放性喉外伤、喉烫伤、烧灼伤、喉插管损伤及喉异物的病因、临床表现及治疗原则。

喉位于颈前，上有下颌骨，下有胸骨，两侧有胸锁乳突肌前缘覆盖，后有颈椎保护，喉体又可以上下左右移动，因而受外伤机会较少，喉外伤占全身外伤的1%，男性多于女性。喉具有呼吸、发声、吞咽保护功能，一旦遭受创伤，轻则影响进食及发声，重则引起呼吸困难乃至窒息，常危及生命。

喉外伤指喉部遭受暴力、物理或化学因素作用，引起喉部组织结构损坏，临床表现有出血、呼吸困难、声音嘶哑或失声等。

喉外伤分为喉外部伤和喉内部伤两类。前者包括闭合性喉外伤和开放性喉外伤；后者包括喉烫伤、烧灼伤和器械损伤。

一、闭合性喉外伤

闭合性喉外伤指颈部皮肤及软组织无伤口，轻者仅有颈部软组织损伤，重者可发生喉软骨移位、骨折、喉黏软骨膜损伤。包括挫伤、挤压伤等。

（一）病因

颈部遭受外来暴力直接打击，如拳击、交通事故、工伤事故、钝器打击、扼伤、自缢等。偶尔强烈张口与剧烈呕吐可致环甲关节与环杓关节脱位而致喉损伤。喉部损伤程度可因外力大小及作用方向而有很大差别。来自侧方的外力，因喉体可向对侧移动，故伤情多较轻，常无骨折，仅有黏膜损伤、环杓关节脱位等；来自正前方的外力多损伤较重，因此时头或颈部处于相对固定状态，外力由前向后将喉部推挤到颈椎上，常造成甲状软骨中部及上角处骨折，环状软骨骨折较少见，但可造成喉黏膜损伤、环甲关节及环杓关节脱位。

（二）临床表现

1.疼痛　喉及颈部为著，触痛多明显。随发声、吞咽、咀嚼、咳嗽而加重，且可向耳部放射。

2.声音嘶哑或失声　因声带、室带充血、肿胀，软骨脱位，喉返神经损伤所致。

3.咳嗽及咯血　由于挫伤刺激而引起咳嗽，喉黏膜破裂轻者仅有痰中带血，重者可致严重咯血。

4.颈部皮下气肿　喉软骨骨折、黏软骨膜破裂的严重喉挫伤、咳嗽时空气易于进入喉部周围组织形成气肿。轻者气肿局限于颈部，重者可扩展到颏颌下、面颊、胸、腰部，若累及则出现严重呼吸困难。查体多发现颈部肿胀变形，皮肤片状、条索状瘀斑，喉部触痛明显，可触及喉软骨碎片之摩擦音，有气肿者可扪及捻发音。

5.呼吸困难　喉黏膜出血、水肿，软骨断裂均可致喉狭窄，双侧喉返神经损伤可引起吸气性呼吸困难。若出血较多，血液流入下呼吸道，引起呼吸喘鸣，重则可导致窒息。

6.休克　严重喉挫伤（喉气管离断）可导致外伤性或出血性休克。

（三）诊断

闭合性喉损伤的诊断并不困难。根据有明显的喉外伤史，出现颈喉部疼痛、声嘶及随之出现的呼吸困难和吞咽障碍，咳嗽时可偶有鲜血即可诊断。困难的是如何了解喉部结构的损伤程度，这是决定治疗原则的依据。

间接喉镜是基本检查方法，但在严重喉气管损伤时，患者不易配合，且因解剖结构的变形和出血妨碍检查。纤维喉镜检查可对声带的活动度、黏膜水肿、血肿、关节脱位、软组织撕裂作出准确判断。CT 和 MRI 扫描可以进一步提供喉软骨、喉内软组织、喉关节以及喉周软组织诸多信息及诊断依据。

（四）治疗

损伤程度决定治疗原则。

(1)按一般外科挫伤治疗。让患者保持安静，颈部制动，进流质或软食，减少吞咽动作，气道湿化，用抗生素及糖皮质激素药物。疼痛剧烈者可给予止痛剂，但应密切观察伤后变化，因伤口一般 7～12h 开始肿胀；持续至 24～48h 达高峰，严密观察患者呼吸及皮下气肿变化情况，做好气管切开准备。

(2)有较明显吸气性呼吸困难者应行气管切开术。极危急情况下先行喉内插管术或环甲膜切开术，如果短时间内呼吸困难不能解除，应施行常规气管切开术。

(3)直接喉镜下喉软骨固定术。先行气管切开术，然后行直接喉镜或支撑喉镜检查，将移位的喉软骨复位。如果喉软骨难以固定可经喉镜放入塑料或硅胶制的喉模，上端用丝线经鼻腔引出固定，下端经气管造口固定于气管套管。

术后4～8周经口取出喉模，继续随访。如有狭窄趋势，可行喉扩张术或激光狭窄切除术。

(4)伤后10d内应给予鼻饲饮食，以减少喉部活动，减轻疼痛及呛咳，以利于创面愈合。积极应用广谱有效抗生素和糖皮质激素，以预防感染，防止瘢痕过度增生。

二、开放性喉外伤

开放性喉外伤指喉部皮肤和软组织破裂，伤口与外界相通的喉外伤。可伤及喉软骨、软骨间筋膜，穿通喉内，包括切伤、刺伤、炸伤、子弹伤等。开放性喉外伤易累及颈动脉及颈内静脉，发生大出血，枪弹伤则易形成贯穿伤，且可伤及食管及颈椎，战时较多见。

(一)病因

(1)交通事故中，破碎风挡玻璃及铁器等物撞伤。

(2)工矿爆破事故或车间工作时为碎裂物击伤。

(3)殴斗中为匕首、砍刀等锐器所伤。

(4)战时火器伤，包括枪炮伤、弹片及刺刀伤、子弹所致喉部贯通伤等。

(5)精神病患者或自杀者用刀剪等锐器自伤。

(二)临床表现

1.出血　因颈部血运丰富，出血较凶猛，易发生出血性休克。若伤及颈动脉、颈内静脉，因出血难以控制，可因来不及救治而立即死亡。

2.呼吸困难　其原因为：①喉软骨骨折、移位，喉黏膜下出血、肿胀所致喉狭窄、梗阻；②气肿、气胸；③喉内创口出血流入气管、支气管，造成呼吸道阻塞。出血、呼吸困难、休克是开放性喉外伤的3个危机现象，应给予高度重视。

3.皮下气肿　空气可通过喉内及颈部伤口进入颈部软组织内，产生皮下气肿，若向周围扩展，可达面部及胸腹部，向下可进入纵隔，形成纵隔气肿。

4.声嘶　声带损伤、环杓关节脱位、喉返神经损伤均可导致声嘶乃至失声。

5.吞咽困难　喉痛、咽损伤所致吞咽疼痛，使吞咽难以进行。若伤口穿通咽部、梨状窝或颈部食管，吞咽及进食时则有唾液和食物自伤口溢出，造成吞咽障碍。

(三)检查

1.常规检查　患者的意识、呼吸、脉搏、血压等情况。

2.伤口情况　注意观察伤口部位、大小、形态、深浅及数目。如果伤口未与喉、咽相通，则与一般颈部浅表伤口相同。若伤口与咽喉内部相通则可见唾液从伤口流出。由伤口可见咽壁、喉内组织及裸露的血管及神经。伤口内的血凝块及异物不可轻易取出，以免发生大出血。

（四）治疗

开放性喉外伤抢救时应首先保持呼吸道通畅，止血、抗休克。

1.急救措施

（1）呼吸困难的处理：解除呼吸困难或窒息极为重要，应先将咽喉部血液、唾液吸出，同时给予吸氧，取出异物。紧急情况下，可行环甲膜切开术，待呼吸困难缓解后再改行常规气管切开术。危急情况下可将气管插管或气管套管由伤口处插入，插管或套管气囊应充足气，伤口内填以纱布，以防止血液流入气道。预防性气管切开术可视患者具体情况而定。有气胸时，可行胸腔闭式引流术。

目前大多主张，为了抢救生命，有呼吸困难伴气胸、纵隔气肿者，先应有计划地紧急施行颈部切开探查、气管切开或经损伤气管断端或气管造口插入气管插管或气管套管，来建立稳固的通气。若有休克、昏迷或颅脑损伤及全身重要脏器损伤应首先治疗，待全身病情稳定后再尽早治疗喉气管损伤。

（2）控制出血：找到出血血管并将其结扎。如果找不到，可用纱布填塞止血。已贯穿喉腔的伤口不可加压包扎，以防发生喉水肿或加重脑水肿及脑缺氧。出血凶猛者，可用手指压迫止血，并探查颈部血管，如果动脉有裂口可行缝合术或血管吻合术；如果颈内静脉破裂，可于近心端将其结扎。颈总或颈内动脉结扎术仅万不得已时方可施行，因其可以引起严重的中枢神经系统并发症，如偏瘫、昏迷甚至死亡。

（3）休克的处理：多为失血性休克，应尽快给予静脉输入葡萄糖液、平衡盐溶液、羧甲淀粉和全血，并给予强心剂。

（4）应用止血药物，注射破伤风抗毒素。

2.手术治疗

（1）咽喉浅表伤：伤后时间短、无污染者，用苯扎溴铵、过氧化氢和生理盐水反复清洗伤口，清创，将筋膜、肌肉、皮下组织、皮肤逐层缝合。有可能污染者，彻底清创后延期缝合。

（2）咽喉切伤及穿通伤：喉软骨尽量保留，不要剪除、舍弃撕裂破碎的软骨片，保持喉软骨支架，以防止术后发生喉狭窄；在清创后行喉软骨复位术时，尽可能保留喉黏膜，并按解剖关系用无创缝线分层、对位缝合，尽量不留创面，以免术后肉芽生长。如有咽和（或）食管瘘，将其周边黏膜严密缝合，并放置引流管。喉腔内置塑料或硅胶喉模并加以固定，防止形成喉狭窄。如有喉返神经横断性损伤，应及时用6/0血管缝合线行神经断端吻合。

(3)异物取出术：浅表异物可于手术中取出。X线片可明确显示异物的位置及其与周围各种解剖结构如颈动脉等的关系，充分估计手术危险性和复杂性，做好充分准备后再予以取出。

3.术后处理

(1)营养支持治疗：在关闭咽喉部伤口前，在明视下由前鼻孔插入鼻饲管。必要时，可行颈部食管造瘘术或胃造瘘术，以保证营养供给并减少吞咽动作，以利伤口愈合。

(2)常规给予足量抗生素治疗，并给予激素，有预防喉狭窄的作用。

三、喉烫伤及烧灼伤

喉、气管、支气管黏膜受到强的物理因素刺激或接触化学物质后，引起局部组织充血、水肿，以至坏死等病变，称为喉部与呼吸道烧伤。它包括物理因素所致的喉烧灼伤、喉烫伤、放射损伤及化学物质腐蚀伤。呼吸道烧伤占全身烧伤之2%～3%。由于声门在热气、有毒烟雾或化学物质刺激下反射性关闭因而上呼吸道烧灼伤较下呼吸道者多见且伤情较重。

(一)病因

(1)咽、喉与气管直接吸入或喷入高温液体、蒸汽或化学气体。

(2)火灾时吸入火焰、烟尘及氧化不全的刺激物等。

(3)误吞或误吸化学腐蚀剂，如强酸、强碱、酚类等。

(4)遭受战用毒剂如芥子气、氯气等侵袭。

(5)放射线损伤，包括深度X线、^{60}Co、直线加速器等放射治疗时损伤及战时核武器辐射损伤。

(二)发病机制

上呼吸道黏膜具有自然冷却能力，可吸收热气中的热能。当上呼吸道受热力损害时，声门可反射性关闭，保护支气管和肺。蒸气在声门反射未出现前即进入下呼吸道，故下呼吸道受损害较重。烧伤后表现为鼻、口、咽、喉及下呼吸道黏膜充血、水肿及坏死，可累及黏膜下层、软骨，引起窒息、肺不张、肺感染。放射性损伤早期有炎症反应，数月后可发生纤维化、放射性软骨炎、软骨坏死。

(三)临床表现

1.轻度　损伤在声门及声门以上。有声音嘶哑、喉痛、唾液增多、咽干、咳嗽多痰、吞咽困难等。检查可见头面部皮肤烧伤，鼻、口、咽、喉黏膜充血、肿胀、水泡、溃疡、出血及假膜形成等。吞食腐蚀剂及热液者可见口周皮肤烫伤，食管、胃黏膜烧灼伤及全身中毒症状。

2.中度　损伤在气管隆突以上。除上述症状外，有吸气性呼吸困难或窒息，检查除轻度烧灼伤所见外，还可有喉黏膜水肿和糜烂，听诊肺呼吸音粗糙，闻及干啰音及哮鸣音。常伴有下呼吸道黏膜烧伤，易遗留喉瘢痕狭窄。

3.重度　损伤至支气管，甚至达肺泡。除有上述喉烧伤的表现外，有下呼吸道黏膜水肿、糜烂及溃疡，甚至坏死。患者呼吸急促、咳嗽剧烈，可并发肺炎或膜性喉气管炎，可咳出脓血痰和坏死脱落的气管黏膜。误吞腐蚀剂者可致喉、气管、食管瘘。若烧伤范围广泛，可导致严重而广泛的阻塞性肺不张、支气管肺炎、肺水肿，进而出现呼吸功能衰竭。

（四）治疗

1.急救措施

（1）早期处理：热液烫伤可口含冰块或冷开水漱口，颈部冷敷。强酸、强碱烧伤者应立即用清水冲洗口腔、咽部并采用中和疗法。强酸烧伤者可给予牛奶、蛋清或2%～5%碳酸氢钠溶液；强碱烧伤者可给予食醋、1%稀盐酸或5%氯化氨等涂布伤处或吞服，用中和药物雾化吸入。

（2）全身治疗：充分补液，维持水、电解质平衡，吸氧。重度者需行紧急气管插管，也可给予高压氧治疗。纠正休克，保护心肺功能。全身应用抗生素预防感染，糖皮质激素防止呼吸道黏膜水肿。

2.保持呼吸道通畅

（1）上呼吸道阻塞、分泌物多而咳出困难者，为防止窒息，可行气管内插管或气管切开。Ⅲ度以上呼吸困难必须行气管切开，因为这种病例多有会厌或喉入口处高度水肿，可形成急性喉梗阻或有喉梗阻的趋势。

（2）会厌高度水肿者切开排液减压，杓间区水肿行点状穿刺或点状切开黏膜为宜，因为杓间区过长的切口可能影响术后功能。

（3）应用解痉药物，以解除支气管痉挛。

（4）每日雾化吸入，气管内滴入抗生素生理盐水，以防气道被干痂阻塞。

3.营养支持　早期以静脉营养为主。能否放置胃管及放置时间取决于并存的下咽、食管烧伤情况。严重烧伤时，早期放置胃管有引起穿孔、感染之危险，故不建议使用，但2～4周后又可因为下咽、食管的粘连、闭锁而不能实施，而被迫行胃造瘘术。

四、喉插管损伤

喉插管损伤多发生于全身麻醉、危重患者抢救等需要经口、经鼻行喉气管插管术情况下。因此，近年来此类喉部损伤日渐增加；长期留置鼻饲管亦可造成环后区黏膜损伤。其发病率国内外报道在10%～60%。

（一）病因

(1)插管技术不熟练，操作粗暴，声门暴露不清时盲目强行插入；清醒插管时，表面麻醉不充分，致使患者频频咳嗽或声门痉挛；插管过程中过多地搬动患者头部；插管过浅，气囊压迫声带黏膜；经鼻腔盲目插管时，更易造成喉腔内损伤。

(2)选用插管型号偏大、过长；套管外气囊充气过多。

(3)插管时间久、喉黏膜受压迫、摩擦时间过长。

(4)插管质量不佳，质地过硬，或管壁含有对黏膜有害的成分，压迫、刺激喉气管黏膜。

(5)鼻饲管留置时间过长，摩擦环后区黏膜，造成局部损伤。

(6)患者呕吐物或鼻咽分泌物吸入喉腔，对喉黏膜产生刺激。

(7)患者自身有过敏体质，对外界刺激反应敏感而强烈。

（二）临床表现

1.*溃疡及假膜形成*　由于插管损伤乃至撕裂喉黏膜，上皮剥脱并继发感染而形成溃疡，多见于声带后部，位于杓状软骨声带突处，继而发生纤维蛋白及白细胞沉积，形成假膜。表现为喉部不适、声嘶、喉痛、咳嗽及痰中带血。喉镜检查可见喉黏膜水肿、充血、局部溃疡及假膜。

2.*肉芽肿*　系在上述喉黏膜溃疡及假膜基础上发生炎症及浆细胞浸润，大量成纤维细胞及血管内皮细胞增生而形成的。喉镜检查可见声带突现肉芽肿，表面光滑、色灰白或淡红，如息肉样。患者感喉部不适，有异物感，发声嘶哑，经久不愈。若肉芽肿过大，可阻塞声门，引起呼吸困难。

3.*环杓关节脱位*　患者拔管后即出现声嘶，说话无力、咽部疼痛，且长期不愈。多为一侧脱位，双侧同时脱位者罕见。杓状软骨可向前或向后移位，但以向前并向外侧移位者多见。喉镜检查可见一侧杓状软骨和杓会厌襞充血、水肿，且突出于声门上，掩盖声门的后部。声带运动受限，发声时杓状软骨多不活动，使声门不能完全闭合。

4.*声带瘫痪*　由于膨胀的气囊位于喉室部而未完全到达气管内，因而压迫喉返神经前支所致。患者术后即出现声嘶。喉镜检查见一侧声带固定于旁正中位。

（三）治疗

（1）插管术后发现喉黏膜有溃疡及假膜形成时，应嘱患者少讲话，禁烟酒，不要做用力屏气动作。给予抗生素、糖皮质激素等超声雾化吸入。

（2）肉芽肿形成者，有蒂者可于喉镜下钳除；无蒂者可于全麻下行支撑喉镜下切除；若采用纤维内镜或支撑喉镜下激光切除，效果更佳。

（3）环杓关节脱位者，应尽早于间接喉镜下行环杓关节复位术，以免形成瘢痕后不易复位，如果间接喉镜下复位失败可尝试全麻支撑喉镜下环杓关节复位术。

（4）声带瘫痪者，可行音频物理疗法并给予神经营养药物，以促进其恢复。

第二节　喉异物

喉异物多发生于5岁以下的儿童，成人极少发生。声门裂是上呼吸道最狭窄的部位，其下方的气管腔则较大，因此只有大小适宜或形状、性质特殊的异物才能停留于喉腔。异物太大则不能进入喉腔，多被咳出；异物太小则掉入气管、支气管形成气管或支气管异物。常见的喉异物有带尖的金属，如别针、义齿等；动物性的骨片、鱼刺；植物性的豆荚、草秆、蚕豆及花生米等；各种玩具。近年来，果冻异物时有发生，因其不易一次取出，常发生窒息甚至死亡。

一、临床表现

（1）多在进食、哭闹等意外情况下突然发生。

（2）剧烈咳嗽，呼吸困难，声嘶，发绀及呕吐。

（3）较小的异物停留或刺入喉腔，引起咽喉疼痛、呼吸及吞咽困难等。感染后可并发喉部脓肿。

（4）较大异物堵塞声门，可很快引起窒息、死亡。

二、诊断要点

1.异物史

2.听诊　注意声嘶及吸气时有无哮鸣音。

3.喉镜检查　成人在间接喉镜下可看到异物，儿童常需要做直接喉镜检查，对于位置隐蔽或体积较小的异物可行纤维喉镜检查。

4.X线检查　对于诊断不透光的异物有帮助。

5.鉴别诊断　急性会厌炎。

三、治疗方案及原则

(1)婴幼儿喉异物伴呼吸困难,又无必要的抢救设备时,可试行站在患儿背后,双手有规律挤压患儿腹部或胸部,利用增强腹压或胸压排出异物。

(2)间接喉镜下异物取出术适用于声门上区异物,成人或较大儿童能配合者。

(3)直接喉镜下异物取出术适用于儿童及成人的各类异物。

(4)纤维喉镜下异物取出术适用于小的喉部异物,如小鱼刺。

(5)经颈外入路异物取出极少使用,用于取出某些特殊异物或没有经口入路取喉异物的设备或技术条件时。

(6)环甲膜切开或气管切开异物取出术常用于声门下异物,经口取出失败者。

(7)加强宣教,预防为主。

第三节　急性会厌炎

急性会厌炎又称声门上喉炎,是一种凶险的、进展很快的会厌及其周围组织的急性炎症。全年均可发病,以早春、秋末发病者为多。成年人及儿童均可发生,常见于3～7岁儿童。感染是此病最常见的原因,致病菌有乙型流行性感冒杆菌、葡萄球菌、链球菌、肺炎双球菌等,也可与病毒混合感染。变态反应、异物创伤、刺激性有害气体及食物、放射线损伤等都可引起会厌黏膜的炎性病变。邻近器官的急性炎症侵及会厌部。亦可继发于急性传染病后。因为会厌周围组织间隙松弛,一旦发生炎症很容易出现急性严重的水肿,发病急,极易造成呼吸困难,甚至因窒息来不及抢救而死亡。

一、临床表现

1.全身症状　起病急,多有发热、畏寒、头痛、全身不适,严重时可伴有呼吸困难。

2.局部症状　喉痛剧烈,吞咽时加重,故常有唾液外溢,拒食。咽痛可向下颌、颈部、耳及背部放射。因会厌肿胀,以致语言含糊不清,似口中含物。因会厌充血,高度肿胀变形,喉口变小,常引起吸气性喘鸣、呼吸困难,甚至引起喉阻塞窒息。

二、诊断与鉴别诊断

根据病史、临床表现、查体可诊断。检查与辅助检查:多呈急性面容,可伴呼吸困难、吸气性喘鸣、鼻扇、三凹征。喉镜检查见会厌红肿，舌面尤甚，会厌变形呈马蹄状或圆球状，活动障碍，声门不能窥及。若脓肿形成，会厌舌面可见黄白色脓点。实验室检查可有白细胞总数升高，中性分类增多。故应注意与急性喉气管支气管炎、喉水肿、白喉、喉异物等鉴别。

三、治疗

治疗以控制感染和保持呼吸道通畅为原则。

(1)抗生素应用：及时应用足量有效的抗生素，以减轻感染和水肿。

(2)激素治疗：用于病情严重病例，可静脉滴注氢化可的松或静脉注射地塞米松。

(3)局部雾化吸入，以帮助炎症消退，如用地塞米松和庆大霉素混合吸入。

(4)局部脓肿形成时，可在局麻下做切开排脓。

(5)有呼吸困难时可给氧，严重呼吸困难时应及时做气管切开术，以免发生窒息。

第四节 急性喉炎

急性喉炎是喉黏膜的急性弥漫性卡他性炎症，是一种常见的急性呼吸道感染性疾病。常继发于急性鼻炎及急性咽炎。男性发病率较高。发生于儿童则病情多较严重。此病多发于冬、春两季。

一、临床表现

1.声嘶 是急性喉炎的主要症状，轻者发音时音质失去圆润、清亮，音调变低、变粗，重者发音嘶哑，严重者只能做耳语或失声。

2.喉痛 一般不严重，发音时喉痛加重，伴喉部不适、干燥、异物感，但不妨碍吞咽。

3.咳嗽、多痰 因喉黏膜炎症时分泌物增多，常有咳嗽，初起干燥无痰，至晚期则有黏脓性分泌物，因较稠厚，常不易咳出，黏附于声带表面而加重声嘶。小儿患者可出现“空空”样咳嗽。

4.吸气性呼吸困难 成年人多无此症状，小儿可出现不同程度的吸气性呼吸困难。

二、诊断与鉴别诊断

根据病史、临床表现、查体可诊断。检查与辅助检查：喉镜检查可见喉部黏膜弥漫性充血、肿胀，声带亦呈红色，有时可见声带有黏膜下出血，声带边缘肿胀而变厚，两端较窄呈梭形，发声时不能闭紧，其表面常附有黏稠分泌物，室带、杓状会厌襞亦显著充血肿胀。小儿因易引起呼吸困难，喉镜检查要慎重。血细胞分析可有白细胞明显升高，中性粒细胞比例增多，可有核左移。本病需与特异性感染如梅毒、结核等以及恶性肿瘤初期相鉴别。

三、治疗

1.抗感染治疗　应用足够抗生素及适量糖皮质激素。

2.控制用声　尽量少说话，使声带休息。

3.雾化吸入　雾化吸入液中可加入庆大霉素、地塞米松、糜蛋白酶等，可使局部炎症及充血减轻，分泌物易于咳出。

4.气管切开术　严重吸气性呼吸困难者应行气管切开术。

第五节　慢性喉炎

慢性喉炎是指喉部慢性非特异性炎症。发病与下列因素有关：用声过度，长期吸入有害气体或粉尘，鼻、咽部慢性炎症直接扩展到喉部，急性喉炎长期反复发作或迁延不愈，下呼吸道有慢性炎症，长期咳嗽及脓性分泌物刺激喉部黏膜。

一、临床表现

1.症状　声嘶是慢性喉炎的主要症状，其程度可轻可重。有的晨起时发声正常，但说话多以后即出现声嘶，也有晨起即声嘶较重，讲一段时间话后或咳出喉部分泌物后声嘶减轻。多数患者禁声一段时间后声嘶缓解，但过度用声后声嘶又加重。此外可有喉部不适、干燥、喉痛；讲话费力，咳出分泌物后好转。

2.体征　喉黏膜弥漫性充血，轻度肿胀，声带边缘变钝，表面有时可见黏痰，在两侧声带前中 1/3 交界处形成黏液丝。以室带肥厚为主者，发声时室带超越声带靠在一起，影响声带闭合。少数有喉黏膜变薄、干燥，严重者喉黏膜表面有痂皮形成，声门闭合时有梭形裂隙。

二、诊断和鉴别诊断

主要根据患者长期喉部不适和声嘶病史，结合检查所见，做出诊断，但引起声嘶的喉部疾病较多，须注意同其他喉部疾病进行鉴别诊断。

三、治疗

1.去除病因　避免长时间过度用声，戒除烟酒，改善工作环境，积极治疗邻近器官的慢性炎症。

2.雾化吸入　可用抗生素及糖皮质激素雾化吸入，每日 1 次，4～6 次为 1 个疗程。

3.中药治疗　可选用金嗓清音丸、黄氏响声丸等。

第六节　声带小结

声带小结又称为歌者小结，典型的声带小结为双侧声带前、中 1/3 交界处对称性结节状隆起。多见于职业用声者或过度用声的人，如教师、歌唱演员、售货员、经常喊叫的儿童，其重要原因为长期过度用声或用声不当。

一、临床表现

声嘶为其主要症状，早期程度较轻，用声过度时有疲劳感，休息后好转，呈间歇性。晚期症状逐渐加重，可呈持续性声嘶。

体征：检查可见双侧声带前、中 1/3 交界处对称性结节状隆起，早期小结呈粉红色息肉状，晚期则呈白色小结节状隆起，表面光滑，发“衣”声时小结靠在一起，声门闭合不全。

二、治疗

早期声带小结通过禁声使声带得到充分休息，小结可自行消失。症状反复者，也可配以抗生素及糖皮质激素雾化吸入，口服中药金嗓清音丸、金嗓散结丸等协同治疗。儿童的声带小结也可能在青春发育期自行消失。经保守治疗无效者手术治疗，术后应禁声半个月，并用抗生素及糖皮质激素雾化吸入。

第七节　声带息肉

声带息肉好发于一侧声带的前、中 1/3 交界处边缘，为表面光滑的肿物，多为单发，也可为双侧，是引起声音嘶哑的常见病之一。声带息肉多见于发声不当或过度发声。

一、临床表现

长时间的声嘶是其主要症状，声嘶的程度与息肉的大小及部位有关，息肉大者声嘶重，反之轻。声带游离缘的息肉或前连合的息肉声嘶明显，声带表面的息肉对发声影响小，基底较广的息肉可引起失声。

体征：检查可见一侧声带的前、中 1/3 交界附近有半透明、白色、粉红色或紫红色的肿物，表面光滑，带蒂或广基的息肉有时可随呼吸上下活动，偶可见到整个声带弥漫性息肉样变。

二、诊断和鉴别诊断

主要根据患者长期声嘶病史，结合检查所见，作出诊断，40 岁以上男性要依据病理与肿瘤鉴别。

三、治疗

手术切除。手段有多种：电子喉镜切除法、纤维喉镜切除法、间接喉镜切除法、全麻支撑喉镜切除法等，可视具体情况而定。

第八节　喉麻痹

喉麻痹是指支配喉的运动神经或感觉神经损害引起的喉内肌运动或喉部感觉障碍。喉部运动神经主要是喉返神经，其次是喉上神经。喉返神经受压或损害时引起声带活动障碍，声带外展肌最早出现麻痹，其次为声带张肌，内收肌麻痹出现最晚。临床上喉返神经麻痹较多，喉上神经单独产生麻痹较少。左侧喉返神经径长，故左侧发病率比右侧多。

按病变部位分周围性和中枢性喉麻痹两种，其中周围性喉麻痹多见，周围性和中枢性两者比为 10∶1。

(1)中枢性:延髓空洞症、肿瘤、小脑后下动脉栓塞、炎症和外伤等伤及疑核时,可引起喉麻痹。

(2)周围性:延髓疑核以下的病变均属周围性。其病因有3个:①外伤:颅底骨折、颈部外伤、甲状腺手术引起者。②肿瘤:鼻咽癌侵犯颅底时,可压迫颈静脉孔处的迷走神经而致喉麻痹。颈部转移性淋巴结肿大、甲状腺肿瘤、恶性淋巴瘤、颈动脉瘤、神经源性肿瘤等可压迫迷走神经及喉返神经;胸段喉返神经可因主动脉瘤、纵隔肿瘤、肺癌、食管癌、肺结核、心包炎等压迫而麻痹。③炎症:白喉、流行性感冒等传染病、病毒感染、急性风湿病、梅毒等可发生喉返神经周围神经炎。

一、临床表现及类型

1.喉返神经麻痹

(1)单侧不完全麻痹:主要为声带外展障碍,症状多不显著。间接喉镜下见一侧声带居近中线位,吸气时不能外展,发音时声带可闭合。

(2)单侧完全性麻痹:患侧声带外展及内收功能均消失。检查见声带固定于旁中位,杓状软骨前倾,患侧声带较健侧低,发音时声带不能闭合,发音嘶哑无力。

(3)双侧不完全性麻痹:少见,多因甲状腺手术或喉外伤所致。两侧声带均不能外展而相互近于中线,声门呈小裂隙状。可出现不同程度的呼吸困难。

(4)双侧完全性麻痹:两侧声带居旁中位,既不能闭合,也不能外展。发音嘶哑无力,一般呼吸正常,但食物、唾液易误吸入下呼吸道,引起呛咳。

2.喉上神经麻痹　为单侧性或双侧性,均较少见。喉上神经外支支配环甲肌。喉上神经麻痹后,声带松弛,不能发高音,音调粗、低沉,漏气。检查可见患侧声带皱缩,边缘呈波浪形,但外展、内收仍正常。

3.混合型喉神经麻痹　喉返神经和喉上神经同时麻痹。主要症状是声音嘶哑明显。单侧混合型喉神经麻痹后期,由于健侧声带的代偿作用,发音稍好转。喉镜检查患侧声带固定于中间位。双侧混合型喉神经麻痹,由于声带均固定于中间位,吸气和发音时声带均不活动。

二、诊断

根据上述临床症状、检查,诊断并无困难。但由于引起喉麻痹的原因很多,且往往是一些重要疾病的首发症状,故对喉麻痹的患者,应仔细检查找出病因,以免漏诊或误诊。

三、治疗

喉麻痹应针对其发病原因进行治疗。

1.单侧病变　因患者呼吸和发音功能尚好，可加强语言训练，同时给予神经营养剂如维生素 B_1、维生素 B_{12} 等，或糖皮质激素治疗。单侧完全性麻痹，如长时间仍不能代偿，而患者要求改善发音时，可在声带黏膜下注射特氟隆、脂肪等使声带变宽，向中线靠拢。

2.双侧病变　双侧不完全喉麻痹时，因有明显的呼吸困难，可先行气管切开术，以后再行声带外展术等手术矫正。双侧完全喉麻痹时，由于容易导致吸入性肺炎，故可行声带内移术或声带充填术。目前认为恢复声带自主运动，重建喉功能较理想的方法是喉神经再支配术，手术方式主要有神经吻合术、神经植入术、神经肌蒂移植术。

第九节　喉阻塞

一、喉阻塞

因喉部或其邻近组织的病变，使喉部通道（特别是声门处）发生狭窄或阻塞，引起呼吸困难者，称喉阻塞，亦称喉梗阻。它不是一种独立的疾病，而是一个症状。如不速治，可引起窒息死亡。

由于幼儿声门狭小，喉黏膜下组织松弛，喉部神经易受刺激而引起痉挛，喉部气流途径弯曲，故发生喉阻塞之机会较成人为多。

（一）病因

喉阻塞的常见原因如下：

1.喉部急性炎性疾病　是引起喉阻塞最常见的原因。小儿急性喉炎、急性会厌炎、急性喉气管支气管炎等引起喉阻塞者较常见。邻近组织的急性炎症如咽后脓肿，下颌下淋巴结炎，下颌下脓肿及口底蜂窝织炎等，向下蔓延，也可发生喉阻塞。

喉部特种感染，如喉梅毒、结核、麻风等，如发生肉芽肿或继发感染，亦常出现急性喉阻塞症状。

2.喉外伤　包括来自喉外和喉内部的外伤，如挫伤、挤压伤、切割伤或烧灼伤等。在外伤早期，喉部黏膜肿胀，或合并喉部软骨损伤、骨折、移位等，均可致喉腔狭小，妨碍呼吸；在外伤后期，由于瘢痕挛缩或粘连等病变，可致瘢痕性喉狭窄，造成喉阻塞。

3.喉水肿　如血管神经性水肿、药物过敏反应等，可使喉黏膜水肿，声门狭窄，影响呼吸。其他如支气管镜检查或麻醉插管时间过长；或手术操作不当，损伤喉部黏膜，导致黏膜水肿而引起喉阻塞。

4.喉痉挛　喉异物或下呼吸道非嵌顿性异物随呼气气流冲至声门下腔时，均可引起喉痉挛。破伤风感染可引起阵发性喉痉挛。此外，儿童佝偻病时血钙过低引起的手足搐搦症，水、电解质紊乱，刺激性气体或化学药品接触到喉黏膜（如应用硝酸银涂抹喉部）时，也能引起严重的喉痉挛。

5.喉肿瘤　以喉癌、喉乳头状瘤等较为常见。早期，肿瘤虽小，因易引起反射性喉痉挛，也能产生喉阻塞；肿瘤长至一定大小，阻塞喉腔或继发感染，将引起持续性喉阻塞。

6.先天性喉畸形　较少见。如巨大喉蹼，先天性喉喘鸣等可致喉阻塞。

7.声带麻痹　各种原因引起的双侧声带外展麻痹，声带固定于中线，不能外展，可发生严重的喉阻塞。

（二）症状及检查

1.吸气性呼吸困难　是喉阻塞的主要症状。声门裂为喉部的最狭处，是由两侧略向上倾斜的声带边缘所形成的裂隙。吸气时气流将声带斜面向下，向内推压，使声带向中线靠拢；但因同时伴有声带外展，使声门裂开大，所以正常时无呼吸困难。如喉部黏膜充血肿胀，声门裂变窄，吸气时气流将声带斜面向下、向内推压，使本已变狭的声门更加狭窄，以致造成吸气性呼吸困难。患者用力越大，吸气越急，声门裂就越缩窄。呼气时气流向上推开声带，使声门裂变大，尚能呼出气体，故呼气困难较吸气时为轻。

2.吸气性喘鸣　是喉阻塞的一个重要症状，为吸入之气流急速通过狭窄的声门裂时，气流的摩擦和声带颤动所发出的响亮的声音。此时叩触喉或气管，可有颤动感。患者在咳嗽时有哮吼声。一般说来，凡阻塞发生于声带或其以上部位者引起吸气性喘鸣；位于声带以下部位者常引起双重性或呼出性喘鸣。喘鸣声之大小与阻塞程度有关，阻塞愈重，喘鸣声愈响。

3.吸气性软组织凹陷　因吸气时空气不易通过声门进入肺部，胸腹辅助呼吸肌均代偿性加强运动，将胸部扩张，以助呼吸进行，肺叶不能相应地膨胀，故胸腔内负压增加，将胸壁及其周围的软组织吸入，乃出现胸骨上窝，锁骨上、下窝，胸骨剑突下或上腹部，肋间隙的吸气性凹陷，称为四凹征。凹陷的程度常随呼吸困难的程度而异，儿童的肌张力较弱，凹陷征象更为明显。

4.*声音嘶哑*　为一常见而非必有的症状。病变发生于室带或声门下腔者，声嘶出现较晚或不出现。但在呼吸时可能发生哮吼音或笛鸣音；病变首先侵犯声门裂或其附近者，则声嘶常为首见症状。

5.*缺氧症状*　呼吸困难为时稍久，患者因缺氧而坐卧不安，烦躁，吸气时头后仰，以便加强呼吸辅助肌的运动，希望能多吸入一些空气。倦极则转而嗜睡，但片刻后又因缺氧窒息感而突然惊醒。尚可出现四肢发冷，面色苍白或发绀，额部出冷汗，血压升高等。

6.*心力衰竭*　喉阻塞时虽有呼吸困难，但呼吸频率一般不加快，有时反而变慢至10～15次/分，脉搏有力而疾速。若发现脉搏微弱，快速或不规则，呼吸快而浅表，口唇及指甲发绀，或口、鼻附近出现青紫色，肝肿大（小儿），则为心力衰竭、循环不良的表现，重者迅速昏迷死亡，在死亡前呼吸频率又见变慢，则已进入晚期。

（三）呼吸困难分度

为了区别病情的轻重，准确地掌握治疗原则及手术时机，有学者将喉阻塞引起的呼吸困难分为四度。此种分度方法，目前国内尚在普遍应用。

一度：安静时无呼吸困难表现，活动或哭闹时，有轻度呼吸困难。稍有吸气性喘鸣及吸气性胸廓周围软组织凹陷。

二度：安静时也有轻度吸气性呼吸困难，吸气性喘鸣和吸气性胸廓周围组织凹陷。活动时上述症状加重，但饮食、睡眠好，无烦躁不安表现。脉搏尚正常。

三度：吸气性呼吸困难明显，喘鸣声较响，胸骨上窝、锁骨上窝等处软组织凹陷显著。出现烦躁不安、不易入睡、不愿进食等现象。

四度：患者有更为严重的三度呼吸困难各症状。出现坐卧不安，手足乱动，出冷汗，面色苍白或发绀等明显缺氧征象。最后昏迷，大小便失禁，窒息以至呼吸心跳停止。

有学者根据呼吸困难时血氧饱和度下降，二氧化碳蓄积和心力衰竭等要点将呼吸困难分为轻、中、重三度，每度又分为二期。

轻度：1期：安静时无呼吸困难症状。但在活动或哭闹时，呼吸有喘鸣，鼻翼扇动，吸气时锁骨上窝、胸骨上窝、剑突下和肋间隙有轻度凹陷。2期：无论在安静或活动时，皆有喘鸣和凹陷症征。但心律整齐，脉搏有力，血压和呼吸正常，并能安睡。

中度：1期：除有一定轻度2期之症状外，患者呼吸有紧迫感，并有烦躁不安，不合作，不能安眠，脉搏加快，血压升高。2期：除有中度1期之症状外，并有出冷汗，恐惧表情，体温升高，呼吸加快，唇、指轻度发绀。

重度：1期：除有中度2期之症状外，发绀明显，定向力丧失，并有意识改变。2期：呈衰竭现象，四凹症征已不明显，面色苍白，心律不齐，脉搏细弱，血压下降，昏迷或抽搐。

有学者对凹陷征的程度和活动情况提出补充修正，即第1度：患儿在安静时吸气声粗，胸骨上窝轻度内陷。活动或哭闹时鼻翼扇动，胸骨上窝、锁骨上窝及腹上窝（即心窝）轻度内陷。心跳或脉搏如常。第2度：鼻翼扇动，有上述凹陷征，活动时加重，心跳或脉搏快而有力，心律整齐。第3度：上述凹陷征显著，特别是腹上窝。肋间肌也用力活动。患儿烦躁不安，出大汗，唇发绀，心跳快速，但尚整齐有力。第4度：凹陷征减弱，面色青紫或苍白，出黏汗，患儿烦躁不安或萎靡无力，甚或昏迷，心跳快而弱，脉搏浅而细，或有心律不齐。

以上3种关于呼吸困难的分度可作为选择治疗方法的参考。

（四）诊断

根据病史、症状及体征，对喉阻塞的诊断并不困难。

有时一望即可诊断。至于查明喉阻塞之原因，则应视病情轻重而定。轻者，可作喉镜检查以查明喉部病变情况及声门裂大小。但作纤维喉镜检查时要注意，因咽喉部麻醉后，咳嗽反射减弱，分泌物不易咳出，可使呼吸困难明显加重，故应作好气管切开术的准备。重者，则应首先进行急救处理，解除喉阻塞后再作进一步的检查，明了其病因。喉阻塞引起的呼吸困难，临床上还必须与支气管哮喘，气管支气管炎等引起的呼气性、混合性呼吸困难相鉴别。

（五）治疗

对急性喉阻塞患者必须尽快设法解除其呼吸困难，严重者须争分夺秒使患者尽快设法解除其呼吸困难，尽早脱离缺氧状态，以挽救其生命。治疗方法须根据病因，呼吸困难程度，患者一般情况，耐受缺氧的能力（儿童、老人、孕妇一般对缺氧的耐受能力较差）和客观条件等全面考虑，当机立断。最忌临阵慌张，手足无措或死抠条文，延误时机（以下系指徐荫祥的分度法）。

一度：明确病因，针对病因进行积极治疗。如由炎症引起者，应积极使用抗生素和足量类固醇激素，控制炎性肿胀，解除喉阻塞，一般可不作气管切开术。

二度：积极治疗病因，一般炎性疾病，用糖皮质激素和抗生素治疗，大都可以避免作气管切开术。但应酌情作好气管切开术的准备工作。若为呼吸道异物，应立即取除。如为喉部肿瘤，可考虑作气管切开术。

三度：因炎症引起的喉阻塞，在严密观察呼吸变化的情况下，可先试用药物治疗和给氧，并作好气管切开术的准备。若经保守治疗未见好转，或喉阻塞时间较长，全身情况较差时，应及早手术，以免造成窒息或心力衰竭。因肿瘤等其他原因所引起的喉阻塞，宜先行气管切开术，待呼吸困难解除后，再根据不同病因，给予相应治疗。

四度：立即行气管切开术。若病情十分紧急时，可先行环甲膜切开术。

治疗措施：药物治疗等，已在其他有关章节内叙述。其他具体治疗方法如下：

1.氧气吸入　一般对喉阻塞，先给予氧气吸入是完全必要的，但只能作为辅助治疗措施。在喉阻塞较重，特别是已出现发绀时，单纯给氧宜慎重。因此时血中二氧化碳浓度已高，呼吸中枢对二氧化碳（CO_2）已不敏感，靠缺氧（低氧血症）刺激颈动脉体及主动脉体的化学感受器来维持呼吸中枢的兴奋。如单纯给氧，尤其是突然吸入高浓度高流量的氧，则使缺氧兴奋化学感受器的作用减弱，通气量更少，二氧化碳潴留更多，则呼吸更受抑制，甚至停止。唯一有效的方法是迅速解除喉阻塞，使肺泡有足够的气体交换，迅速排出体内过多的二氧化碳。所以单纯给氧并非一定有效和首要。

2.喉插管术

（1）莫晓急救管：为一弯曲的具有侧孔的金属管，顶端稍圆钝。用以治疗喉阻塞时，在食指直接叩触引导下，插入喉下，以解除呼吸困难。

（2）气管内插管术。

（3）气管切开术。

二、气管内插管术

气管内插管为解除呼吸困难，保证呼吸道通畅，给予气管内麻醉及进行人工呼吸的常用方法。

适应证：用气管内插管解除呼吸困难的适应证为：①病情十分紧急，不能承受气管切开术者，可用气管内插管，迅速解除呼吸困难；②估计呼吸困难短期内可缓解而不必作气管切开术者；婴幼儿行气管切开术之前，为便于手术的正常进行及减少手术的并发症如气胸等，可先行气管内插管。

禁忌证：喉部水肿较重，喉部烧灼伤，喉部肿瘤或有异物存留者，不宜采用插管术。插管维持48～72h以上者，应作气管切开术；如下呼吸道分泌物潴留为主要问题，难以从插管内清除者，应行气管切开术。

插管方法：患者取仰卧位，用麻醉喉镜压低舌根部，会厌可随之挑起，暴露声门。检查声门情况，选用大小合适的插管，管内放入金属管芯，轻巧地经声门插入气管，拔除管芯，吸除气管内分泌物，固定插管，保持呼吸道通畅。

插管的保留时间，一般以不超过 48h 为宜。

并发症：常见并发症有喉、气管溃疡，肉芽形成及环杓关节脱位等。气管黏膜损伤较常见，自表浅的擦伤以至较深的溃疡，多见于声突、后联合及环状软骨的后外部。成人较儿童多见，并可引起声嘶。Dixon 观察 150 例，8%有插管后生成肉芽，1 例有气管狭窄。

三、气管切开术

气管切开术是一种急救手术，最初仅用于解除喉阻塞引起的呼吸困难。随着对呼吸道的病理生理功能的深入研究，其应用范围已有很大的扩展。

对于下呼吸道分泌物潴留所引起的呼吸衰竭（如颅脑外伤，胸腹外伤及脊髓灰质炎等），气管切开术为重要的辅助性治疗手段。可经气管套管将下呼吸道分泌物吸出，从而改善肺内气体交换。

缺氧、碳酸过多及酸血症是引起窒息的 3 个要素。

缺氧是肺泡气体交换减少的直接结果；碳酸过多乃由于血中二氧化碳潴留所致；酸血症是二氧化碳增多与缺氧时组织内产生大量乳酸的结果。酸血症又可发展为严重的酸中毒症。不少学者认为，即使患者的血氧饱和度无明显下降，二氧化碳在血液中的潴留也可达到致命的浓度。因此，在下呼吸道分泌物潴留、肺泡换气不足的情况下，即使大量给氧，二氧化碳仍会积存。换言之，此时单纯给氧并不能解决二氧化碳潴留的危害性，反而使呼吸更加受到抑制。所以现今都采用气管切开术以解除下呼吸道分泌物阻塞性呼吸困难，改善肺泡的气体交换。同时，对于减轻呼吸阻力，减小呼吸道解剖无效腔和减少呼吸次数，往往都有良好效果。为此，不仅耳鼻咽喉科医师应熟练掌握气管切开术，内科、外科、神经内、外科、儿科、妇科等各科医师也需对气管切开术有所认识，加以重视。

（一）应用解剖

颈段气管位于颈部正中，上接环状软骨下缘，相当于第 6 颈椎平面。其下端达胸部，相当于第 4 胸椎下缘。自环状软骨下缘至胸骨上窝之间，约有 7～8 个气管环（气管全长约有 16～20 个气管环）。颈段气管的位置较浅。头后仰时，气管自胸腔提向颈部，使颈段气管变长，位置亦较浅。头前屈时，气管缩入胸腔，颈段气管变短，位置亦变深。

颈部气管之前覆有皮肤、浅筋膜、深筋膜、结缔组织及气管前筋膜。浅筋膜层中常有较粗静脉，连接两侧颈前静脉。深筋膜下有胸骨舌骨肌及胸骨甲状肌覆于气管之两侧，至气管之正中部，两侧肌缘相接，形成一白色筋膜线，称之为“白线”。沿此“白线”切开筋膜，分离肌肉，使手术保持于中线，较易暴露气管，且不致损伤重要组织。甲状腺峡部一般位于第3、第4气管环之前，为气管前筋膜所包绕，手术时可将其向上或向下推移。必要时可将之切断缝扎。儿童之胸腺位于胸骨舌骨肌及胸骨甲状肌下，并覆于气管前部及两侧，施行气管切开术时，应注意之。

颈总动脉、颈内静脉位于两侧胸锁乳突肌的深部，于环状软骨水平上述血管离颈中线较远，向下逐渐移近颈中线，于胸骨上窝处与气管靠近。故若以胸骨上窝为顶，两侧胸锁乳突肌前缘为边、环状软骨下缘水平为底的倒三角形区域为安全三角区。气管切开术应在该区内沿中线进行，可避免误伤颈部大血管。

气管环后壁无软骨，与食管前壁相连。当吸入性呼吸困难的吸气期，气管后壁可向前突，故进行气管切开时，勿切入过深，以免伤及气管后壁及食管。在颈部气管前，有时可见位置偏高的无名动脉。两侧肺尖有时高出第1肋，向颈部膨出，尤以左侧为甚。故手术时不宜向下分离过深，气管切开也不宜低于第5环，以免损伤颈前根部大血管或损伤胸膜顶。

（二）适应证

（1）咽部阻塞而有呼吸困难者，如咽部肿瘤及脓肿等。

（2）喉阻塞。

（3）各种原因所致的下呼吸道分泌物潴留。

（4）各种原因造成的昏迷，因咳嗽反射消失或呼吸瘫痪，分泌物积聚，阻塞下呼吸道，如尿中毒、肝昏迷、脑血管疾病、颅脑外伤、药物中毒、格林巴利综合征、破伤风、脊髓灰质炎等。

（5）胸部外伤后，胸廓活动或呼吸运动受影响，以致下呼吸道分泌物潴留，如多发性肋骨骨折，开放性气胸等。

（6）胸腹部手术后，患者一般情况差，咳嗽无力，不能排除下呼吸道分泌物，如小儿体外循环心脏手术后。

（7）各种原因造成的呼吸功能减退，如慢性支气管炎、肺心病、慢性肺气肿等患者，因咳嗽反射甚差，黏稠的分泌物阻塞下呼吸道，引起呼吸困难时，气管切开不仅可以减少呼吸道的解剖无效腔，吸出下呼吸道分泌物，而且可将药物直接送入下呼吸道内，故在一定情况下能提高单纯内科治疗的效果。

（8）其他手术的前置手术，如施行下颌、口腔、咽、喉部大手术时，为防止血液、分泌物或呕吐物下流，或术后局部组织肿胀阻碍呼吸，可先行气管切开术。

(9)某些下呼吸道异物，可考虑施行气管切开术后加以取除。

(三)术前准备

术前除准备手术器械外，宜备好氧气、吸引器、气管内麻醉插管、麻醉喉镜，以及抢救药物。

详细了解病情及颈部触诊，了解气管位置，颈前有无影响气管切开的肿块如甲状腺肿大等。必要时行颈部正、侧位X线片，了解气管位置及病变情况。

术前一般不宜使用吗啡及阿托品，因前者可抑制呼吸，后者使分泌物变为黏稠，将使呼吸困难加重。

手术器械：刀柄(3号或7号)2，刀片10号、12号各1，剪刀弯、直各1，敷料镊1，组织镊1，气管切口扩张器成人、儿童用者各1(或用弯血管钳代替)，气管拉钩1，双齿或三齿钝(皮肤)拉钩大、小各1副，甲状腺拉钩1副，血管钳弯、直各4，持针钳1，帕巾钳4，短金属吸引头1，橡皮导尿管(附玻璃接头，吸引用)10号、12号各1，气管套管00～6号各1，注射器1，以及缝针、丝线、消毒巾、纱布、药杯、纱带和手套等。有条件者，可加备直接喉镜(成人，儿童)，麻醉用气管插管及支气管镜等。

气管套管的选择：患者术后必须佩戴气管套管，并依靠套管进行呼吸，故套管质量的好坏和大小、长短是否合适，非常重要。气管套管必须坚固耐用，不生锈，一般都采用银质合金制成。近年来亦有采用特种塑料或硅橡胶以及钛合金制成者，应用效果良好。

临床上，气管套管依其外管内径的大小、外管的长短来分号，例如气管套管外管内径为9mm，长度为75mm，我们就称其为9号气管套管。

气管套管由底板、内管、外管、管芯4部分组成。另一种套管的外管上套有橡皮薄膜气囊，内管上端呈Y形，有两个开口，可以分别作给氧、吸痰和滴入药物之用。还有一种低压气管套管供长期使用，不致对气管有严重的压迫而引起软骨受损。

(四)手术方法

气管切开术有常规、紧急、快速、永久性气管切开术及环甲膜切开术几种，以下分述之。

1.常规气管切开术

(1)体位：一般采用仰卧位，头向后伸，肩部垫高，下颏、喉结及胸骨上切迹三点成一直线，严格保持在正中位上，便于气管的暴露。呼吸困难严重者，如头后伸太甚，将加重呼吸困难，可将头稍前屈，作切口后再使之后仰。不能仰卧的患者也可采用坐位或半坐位。

(2)麻醉:一般采用局部浸润麻醉。用含少量肾上腺素的1%普鲁卡因作颈前中线皮下浸润,上起自甲状软骨下缘,下达胸骨上切迹,相当于皮肤切口的部位。气管两侧也可注射少量麻醉剂。

若情况紧急或已昏迷者,可不给麻醉。对儿童,为避免挣扎和消除恐惧,减少手术意外(如因缺氧加重,引起心跳骤停)的发生,可采用全麻经气管内插管后再行手术。

(3)操作步骤

①切口:有纵横两种,纵切口操作方便,故目前多采用之;唯其愈合后,颈前正中遗有较明显的瘢痕,是其缺点。横切口最大优点是术后瘢痕不显著。

纵切口:在颈前正中,自环状软骨上缘至胸骨上切迹上一横指处,纵行切开皮肤、皮下组织及浅筋膜,此时常遇到两条怒张的表浅颈静脉,可向两侧牵开,必要时可结扎切断。

横切口:在颈前环状软骨下约3cm处,沿颈前皮肤横纹作4~5cm切口。切开皮肤、皮下组织及颈阔肌浅筋膜后,向上、下分离,即可见颈前诸肌覆于深筋膜上。

②分离颈前组织:将颈深筋膜在两侧胸骨舌骨肌之间切开,用剪刀向上、下分离至与皮肤切口等长为止。胸骨舌骨肌及胸骨甲状肌自中线用血管钳作纵行钝分离,然后从两侧用相等力量牵开。保持气管位于切口正中,并经常用左手食指探触气管环,以防气管被牵拉移位。

③牵开或切断甲状腺峡部:牵开肌肉后,即可看到气管前筋膜。甲状腺峡部一般遮蔽于第2、第3气管环的前面,如妨碍气管的暴露,可在甲状腺前筋膜下缘与气管前筋膜之间稍加分离,然后向上或向下将峡部牵开(通常以向上牵开较方便),气管前壁即可清楚暴露。若牵开峡部有困难,可用血管钳将完全分离的峡部从两旁夹住,自中间切断,并加缝扎。

④切开气管:在非紧急情况下,对成人及较大儿童,可于切开气管前,先用注射器刺入气管环间隙,注入1%丁卡因数滴于气管内,以免气管切开后发生剧烈咳嗽。用气管拉钩钩住第1、第2气管环之间,将气管微向上方提起,用左手拇指及中指从两侧将气管固定,以12号刀片(镰刀形刀片)自正中切开(将刀尖于气管环之间伸入气管内,再向前上挑开第3~第5气管环或第2~第4气管环),有时切断2个环即够。在成人,也有主张将气管前壁切除椭圆形一小块,约相当于套管外径大小,认为其优点有三:a.便于更换套管;b.可少切断一个软骨环;c.套管四周较严密,不致形成皮下气肿。切开气管时应注意勿损伤气管后壁,以防发生气管食管瘘。气管的第1环及环状软骨不可切断,以免后遗喉狭窄。如时间许可,在切开气管前应妥善止血。

⑤安放气管套管：气管切开后，须迅速用扩张器或弯血管钳将气管切口撑开，若有分泌物自切口咳出，可用吸引器将之吸除，再插入合适的气管套管。插入套管前要取出内管，套入管芯，插入后，迅速取出管芯，当即有分泌物和气流自套管喷出，吸尽分泌物后将内管套上、固定。

⑥固定套管及缝合切口：套管两侧系以纱带缚于颈部固定。如皮肤切口较长，可将套管上方的创口缝合1～2针，套管下方不予缝合，以免发生皮下气肿，并便于伤口引流。套管周围的伤口内放置碘仿纱条（1～2d后取出），用从中间剪开一半的纱布夹套管两侧，覆盖伤口。最后将管芯系于套管的纱带上，以备套管脱出后重新插入时使用。

2.紧急气管切开术　对情况紧急的患者，一般可采用直接喉镜下插入支气管镜或麻醉用气管插管，使呼吸困难缓解，然后从容进行正规气管切开术。如严重的急性喉阻塞发生于旅途、战地、农村等地时，可用小刀、剪或剃刀片施行手术，也不必考虑消毒及麻醉。患者仰卧，头后伸，显露喉结，若有助手扶头最好。无人帮助时，手术者坐于患者右侧，将患者肩部放在手术者右膝上，使其头后仰，颈部伸直，显露喉及气管。术者以左腋窝压其前额使头固定。

为便于明了手术操作，将正规气管切开术分为7步叙述：

（1）术者用左手拇指及中指固定喉及气管在颈前正中线上，并将其两旁大血管向后推至胸锁乳突肌之下。

（2）循中线自甲状软骨切迹至胸骨上切迹处以刀切开皮肤及气管前软组织，此时出血较多，但妨碍不大。

（3）术者用左手食指触摸气管环，如遇甲状腺峡可推之向上、向下，甚至可以将之切断。

（4）刀尖随左手食指导引，沿气管环的正中仔细切开2～3个气管环。切开气管环时，为了避免用力过度，右手应固定于患者颈部。

（5）气管切开后一般切口均紧闭，必须用张开器或血管钳将之撑开。如无，可将刀柄插入切口稍加转动，即可分开气管切口。此时患者必有咳嗽、出血和大量气体咳出，待空气流通片刻后，即可插入适合的套管。若无套管可用适当的代用品，如橡皮管、打断的茶壶嘴、竹管等插入气管内。

（6）如患者呼吸停止，须立即施行人工呼吸。保持套管通畅，头放低位以免血液流入肺部，并以纱布紧填于创口及套管之间止血。

（7）呼吸恢复后，速作止血处理。手术完毕，呼吸已暂时保持通畅，须设法转送医疗单位，按正规气管切开术继续进行处理。在转送过程中必须注意套管或代用品脱出或被咳出。

如遇颈部粗短，气管内插管困难，或颈前有肿瘤（如甲状腺肿瘤）致使环甲膜及气管暴露困难者，可作纵行切口，切开甲状舌骨膜，暴露会厌后，由喉前庭插入麻醉用气管插管或较长的气管套管，然后再作气管切开术。

3.快速气管切开术　采用某学者改进的快速气管切开器，对破伤风引起的喉痉挛、咽后脓肿引起的急性呼吸道阻塞，以及脑外伤后昏迷、纵隔肿瘤、肺功能不全，胃底癌切除术后、截肢术后败血症等引起的20余例成年呼吸困难患者，施行了快速气管切开术。绝大部分病例都在1min内，少数患者仅20～30s即可完成手术，皆在紧急情况下，使患者转危为安，故介绍如下。

（1）快速气管切开器：根据患者气管管径的不同，有大小不同的型号，每套共5件。

①弯形穿刺针：可插入针芯。针的凹面有一条纵行小槽，小槽柄端稍扩大呈圆形，以便切开刀的珠形尖端能通过此孔进入小槽内。柄端（近端）向凹面装有一马鞍形片，外套管紧贴鞍内向下滑行，即可导入气管。

②穿刺针针芯。

③切开刀及刀柄：刀柄远端装有活动的切开刀片，刀尖呈珠状，刀柄近端装有圆环，操作时将圆环向远端推进，刀片即张开。将圆环退回时，刀片收拢。刀柄与收拢的刀片可套入外套管内。

④外套管：系特制的外套管，与切开刀配套。其管径恰能容切开刀套入。弧度与刀柄形状一致。长度与刀柄圆环至切开刀片之间的长度相等。

⑤内套管。

（2）手术方法

①患者仰卧，肩垫高，头后仰。如时间允许，局部消毒后用1%普鲁卡因5mL行浸润麻醉。

②手术者立于患者右侧，以左手拇指及中指固定颈部气管，食指置于环状软骨之下颈前正中线上，以指示穿刺针刺入部位。右手持套有针芯的弯形穿刺针在颈前正中线相当于第2、第3、第4气管环之间处，针尖正对皮肤刺入，穿过皮下组织及肌肉层，向气管方向穿进。

③穿刺针进入渐深，感觉稍有抵抗，表示已达气管前壁。再稍用力即有突然进入空腔的感觉，此时应立即使针尖顺势向下再推进少许。刺入气管时，不可用力过猛，以免刺伤气管后壁。左手固定针管，右手拔出针芯，若有空气吹出，表示穿刺针确已插入气管内。如无空气吹出，则示穿刺针尚未进入气管（多刺入气管前方的软

组织内)，需立即重新穿刺。

④右手持已装上外套管的切开刀，并撑开刀片，将珠形的刀尖经穿刺针近端的圆孔套入小槽内，将外套管紧贴穿刺针柄端的马鞍形片的槽内。

⑤用力将切开刀及外套管沿穿刺针的小槽与马鞍形片的轨道向气管内推进，当珠形的刀尖越出针槽远端时，外套管即已随切开刀片进入气管内。此时以左手固定外套管，右手将刀片收拢后从外套管内退出，拔出穿刺针，如气管内有分泌物或血液，需吸引干净。

⑥将套管的系带绕颈部打结固定，插入内套管，手术完成。

(3)此种快速气管切开器的优、缺点：

①优点

a.手术可在极短时间内完成，无须其他设备，对突然发生严重呼吸困难的患者，如喉部或上呼吸道外伤或战伤引起呼吸困难的患者，在设备条件缺乏时进行抢救非常适宜。在医院进行紧急抢救时也可适当采用。

b.弯形穿刺针既可避免刺伤气管后壁，又可稍向前提起气管，有利于切开气管的操作。

c.切开刀与外套管在穿刺针的小槽与马鞍形片内推动，如在轨道内进行，较安全而顺利。

d.活页切开刀张开的程度可按圆周率计算，切口恰好适合外套管插入的长度，并利用外套管在切口内的张力，压迫切断的小血管，达到止血或减少出血的目的。

②缺点

a.有时出血较剧，故对呼吸困难的患者进行气管切开术时，在医院内，除特殊紧急情况外，不宜用以代替正规气管切开术。

b.不适用于小儿，因儿童气管细软、管腔狭小，快速气管切开器难以准确插入气管内，并容易损伤气管或其周围组织而引起并发症。

4.永久性气管切开术　有些患者需长期带气管套管，将气管切口周围皮肤与气管切口内黏膜缝合，造成一个永久性瘘道。其作用可以减少切口感染、肉芽生长及瘢痕形成，并便于患者自己护理。

按常规施行气管切开术，暴露气管软骨环后，将气管切口剪成圆洞，然后将气管切口周围皮肤略为游离，修成圆形。用丝线将气管切口周围皮肤与气管切口内黏膜层缝合，形成一个永久性瘘道，缝线于术后5～6天拆除。

5.环甲膜切开术　遇喉阻塞的病情危急者，可先行环甲膜切开术，以使呼吸困难迅速得到缓解，但不适于小儿患者。手术方法如下：

体位：同气管切开术。

左手中指及拇指固定喉部，食指沿颈前中线摸清环甲间隙后，用中指及拇指将该处皮肤纵行挟起，以尖刀作横切口，切开皮肤。固定环状软骨，用锐头弯剪刀刺穿环甲膜，向下、向后伸入声门下腔。将剪刀撑开，插入合适的气管套管，或其他代用的空心管（如橡皮管、塑料管等）。气管套管需用纱带缚于颈部固定，代用的空心管也需设法固定，以免滑脱，或落入气管内。套管插入后，注意检查管中有无呼吸气流。防止喉腔黏膜未切开，将套管插在环甲膜与喉腔黏膜之间。

在最危急的情况下，可用刀、穿刺针或其他任何锐器，迅速从环甲膜处刺入，并使创口撑开，多可转危为安。如遇环甲动脉损伤，有较剧的出血者，需将创口扩大，以便结扎止血。当患者呼吸困难缓解，危急情况好转后，需再施行一次气管切开术。施行环甲膜切开术者，带管时间不宜超过 48h，以免因发生感染和瘢痕组织形成而后遗喉狭窄。

（五）术中注意要点

（1）婴幼儿，呼吸困难严重、烦躁不安者，或颈前有肿块压迫者，估计术中难度较大，最好与麻醉师协商，先插入气管内插管，既可保持呼吸道通畅，又可从容地进行手术。

（2）气管切开时需专人固定头部，尤其是烦躁不安的患者和小儿。体位不正，暴露气管较困难，头未固定好，气管偏斜，气管切口不正，易发生术后并发症。

（3）分离气管周围组织时不要偏离中线，不要分离太宽太深，以免损伤重要血管和神经。常用手指触摸气管定位，两侧拉钩力量要均衡，不要一侧用力过大，把气管拉向一侧，损伤食管。

（4）要认清解剖标志，特别是小儿气管细软，容易把环状软骨当作气管环切开。一般切开第 2、第 3、第 4 气管环，不得低于第 5 环。小儿不应作气管造口术（即切开气管前壁时，切除一小块软骨），以免后遗气管狭窄。

（5）气管切口大小要与气管套管相应，切口太长，气管套管容易活动，造成气管前壁损伤，引起继发性出血。切口太小，放置套管时压迫软骨环使之内翻，容易导致气管坏死，引起瘢痕狭窄和拔管困难。

（6）插入气管套管后要注意套管是否通畅，位置是否合适，套管长短、弯度是否合适，套管弯度不合适可损伤气管前壁而继发出血。

（7）术中突然出现窒息，呼吸停止，应以最快速度用左手指摸清气管，右手持刀立即切开气管，同时积极做人工呼吸，必要时作心脏按摩。若气管切开后心跳尚好，做人工呼吸后，多可恢复自主呼吸。

(8)紧急时为了争取时间，尽快切开气管，多未很好地止血，气管切开后，应仔细止血。

(六)术后并发症

1.伤口出血　可分为原发性和继发性两种，前者较多见，多因术中止血不彻底，或术后患者剧烈咳嗽，局部小静脉扩张，使已止血的出血点再出血。如切断的甲状腺峡部未作贯穿缝扎，结扎线脱落，可发生较多出血。原发性出血一般局部用凡士林纱条或碘仿纱条压迫，并给予镇静、止咳、止血药物，多可止血。如不能止血，则需打开切口，找到出血血管予以结扎。继发性出血较少见。大血管糜烂破裂所致的继发性出血是极为严重的并发症，常在几分钟内导致死亡。其原因为：①伤口感染；②切口过低，有无名动脉暴露或近于暴露，被气管套管摩擦损伤出血；③切口过长，颈部活动时，气管下端容易磨损气管前血管。气管前筋膜分离过多，感染时使气管前壁坏死，以致套管容易脱出，增加损伤大血管之机会；④选用套管不合适或儿童头后仰过甚，套管末端向前抵于气管前壁，使气管前壁糜烂损伤累及大血管；⑤有些需要用呼吸机的患者，使用带气囊的气管套管，若使用时间过长且气囊内压力过大，可造成气管壁及周围组织缺血坏死，进而损伤无名动脉。

气管切开术后继发性大出血的治疗：继发性大出血的死亡率极高，死亡原因是气道阻塞和急性失血。所以首先应有效地止血和保持气道通畅，同时积极输血、输液，保证有效的循环血量。可先将带气囊的气管插管或套管插入并吹起气囊，这样既可保证气道通畅，又可有一定的压迫止血作用。如仍出血，可用敷料或手指压迫出血处，以暂时止血，并通知手术室及麻醉师，准备在全麻下劈开胸骨，暴露无名动脉，结扎其近心端和远心端，切净感染及坏死的无名动脉，必要时可切除全部的无名动脉。

2.套管脱出　套管常因咳嗽、挣扎、皮下气肿、套管过短、套管系带过松或患者自行将套管拔出等原因而脱出，故应严密观察，及时重新插入。

经常检查套管位置，注意有无滑脱。方法非常简便，即将一小片棉花丝置于套管口，观察棉花丝是否随呼吸气流上下飘动；如棉花丝不动，多表示套管已经滑出气管。此外，术后患者突然呼喊或啼哭出声音，也表示套管滑脱，应立刻设法重新插入。一般可在床边进行(气管切开术未及1周而发生脱落者，如情况许可，须在手术室中重新插管)，以弯血管钳将气管切口撑开，套管即可插入。有困难时，须将缝合的切口拆开，重新插入套管。因此，患者床旁应放有气管切开包1套，以备不时之需。

3.皮下气肿　是气管切开术后常见的并发症，约占14%。气管切开术后如气体进入皮下组织即产生皮下气肿。轻者仅限于颈部切口附近，重者可延及枕、颌、面、胸、背及腹等处，甚至可波及大腿。皮下气肿本身无生命危险，但严重时常合并有气胸，纵隔气肿，甚至心包内积气，可危及生命。故对皮下气肿应严密观察其发展，并注意有无其他处气肿存在。皮下气肿可发生于手术当时，也可在术后1～2d出现。约需6～8d可完全吸收。气肿严重者，应及时拆除切口缝线，以利气体逸出。

皮下气肿的原因是：①暴露气管时，分离气管前软组织过多；②气管切口过长，空气自切口两端进入皮下组织；③套管太短，容易从气管切口脱出，气体即进入软组织；④切开气管或插入套管后，引起剧咳，易促使气肿形成；⑤缝合皮肤切口过紧。单纯的皮下气肿，一般不需特殊处理。

4.纵隔气肿和气胸　是气管切开术的严重并发症，小儿较多见，影响呼吸和循环，严重者可导致死亡。双侧气胸较单侧更为危险。发生原因如下：

(1)直接由颈部创口进入：吸入性呼吸困难者，吸气时负压加大，气体在负压作用下由切口处经颈深筋膜间隙进入纵隔，或手术时过多分离气管前筋膜，空气直接进入纵隔内。

(2)损伤胸膜顶：为小儿施行低位气管切开术时，因剧烈咳嗽，胸膜凸出于锁骨上方，易受到损伤。术中如见胸膜顶呈鱼泡状随呼吸气流在术野中上下活动者，可用一块湿纱布将之轻轻压下，以资保护。

(3)肺泡破裂：因患者极度呼吸困难，且有剧烈咳嗽；胸腔极度扩张，肺内气压很高，肺泡因极度膨胀而破裂。肺泡破裂后，空气外泄，首先发生肺间质气肿。

由肺间质沿血管周围进入肺门，形成纵隔气肿和气胸。

(4)胸膜内径路：较少见。肺实质原有病变，脏层胸膜与胸廓胸膜有粘连，空气由肺实质穿过粘连胸膜的破口而逸出。当该粘连处破裂时，空气经此处泄入胸壁，形成纵隔气肿。

小量气体进入纵隔多无明显症状。气体量大时，因压迫心包和上下腔静脉，可影响血液循环。纵隔气肿的症状和体征有：①心前区或胸骨下疼痛，多因体位改变、呼吸、吞咽及颈部活动等加重；②呼吸困难；③心浊音界缩小或消失；④心音微弱遥远，心前区可听到暴烈音及气泡音；⑤常伴有颈部及较大范围的皮下气肿，也可伴有气胸；⑥X线检查见纵隔增宽及气体影像。

若气体量少，且无症状，可不予处理。若气体量逐渐增加，有明显症状时，应积极去除诱发因素，完全解除呼吸道阻塞，并请胸外科协助行放气手术。方法有：①气管切口放气法：用钝针头或塑料管，由气管前面伸入上纵隔，放出气体；②穿刺排气法：用 17～18 号针头，连接一段橡皮管及 50mL 空针，自锁骨中线第 2 肋间隙穿刺抽气；③闭式排气法：对强力性气胸者，用一钝针头或蘑菇头橡皮管插入患侧胸膜腔内，外接橡皮管，末端置于盛有 1∶10000 高锰酸钾溶液的瓶内，瓶低于胸部 45cm 即有气体逸出；④纵隔切开术：只适用于气体积聚在后纵隔时。

5.急性肺水肿 多发生于呼吸困难较久的患者。气管切开后肺内压力骤降，毛细血管壁通透性增高，液体渗出血管外，形成肺水肿。表现为呼吸困难，胸部听诊明显水泡音。可用加压给氧法治疗，严重者可静脉输入利尿剂，或在套管上接一带单向活瓣的丫形管，一头作为吸气用，另一头接在装水的玻璃瓶上作呼气用，使呼吸时肺内保持一定压力，肺水肿可逐渐消失。

6.肺部并发症 气管切开术后，经气管套管的非生理性呼吸不利于下呼吸道广阔的黏膜面，可引起支气管炎、支气管肺炎或肺炎等。上述并发症也可由原发于上呼吸道的炎性病灶发展而来。有时这些并发症是为分泌物或痂皮阻塞下呼吸道所引起的症状，而非一单纯炎性病变，这种情况并不少见。须自套管内伸入导尿管进行反复吸引，必要时还需反复施行支气管镜检查，直接吸引或钳除痂皮或脓痂，方能挽救患者生命。此时如仅用抗生素、蒸汽吸入、给氧或祛痰剂等以求缓解呼吸困难，将延误抢救时机。

7.呼吸骤停 长期呼吸道阻塞的患者，气管切开后可发生呼吸骤停，但并非常见。其原因乃长期呼吸道阻塞，二氧化碳蓄积和缺氧。血液中二氧化碳浓度增高时，开始是刺激呼吸中枢；但浓度继续增高后，反而对呼吸中枢起到抑制作用。此时呼吸的调节，主要靠颈动脉体的化学感受器接受缺氧的刺激。一旦切开气管，血氧含量增高，颈动脉体的刺激消除，而二氧化碳对呼吸中枢的抑制尚未解除，因而发生呼吸骤停，甚至影响心跳。此时应继续做人工呼吸，使肺泡气体交换继续进行，并注射呼吸兴奋剂，静脉注射碳酸氢钠溶液及高渗葡萄糖液紧急抢救。但此种呼吸骤停片刻后亦可自行恢复。

8.气管瘘管 多发生于带管时间较久的患者，因伤口周围的皮肤向内卷入形成瘘管，以致拔管后颈部伤口不能愈合。应切除瘘管，进行修补缝合。

9.气管食管瘘 表现为进食时呛咳，从气管套管中呛咳出食物。食管吞钡 X 线透视可见钡剂从食管流入气管。如瘘口不大，采用鼻饲，碘仿纱条填塞，可自行愈合。若瘘口较大，则需要手术修补。

10.喉、气管狭窄 喉狭窄多因气管切开位置过高，损伤环状软骨或合并感染造成环状软骨坏死所致。根据狭窄程度，可进行喉扩张术或整形术。气管狭窄较少见，大多发生于气管切口处。狭窄较轻者，可无症状。

若狭窄处直径小于 4mm，则出现呼吸困难及喘鸣。发生原因为：①气管切口小，套管大，插入后压迫气管前壁塌陷，生长肉芽并形成瘢痕狭窄；②手术时损伤气管环过多，或套管的弧度不当，或带气囊的气管套管充气压迫气管壁太久，使黏膜缺血，引起软骨坏死，后遗瘢痕狭窄。气管狭窄明显，有症状者，应行气管整形术。

11.拔管困难　拔管困难多见于幼儿，其原因为幼儿声门下黏膜组织比较疏松，淋巴组织丰富，极易发生肿胀；幼儿的喉腔和气管较细，易为分泌物阻塞；幼儿气管软骨较软，吸气时稍有阻塞，较易引起气管内陷。

拔管困难的原因有：①引起喉阻塞的原因尚未消除；②环状软骨或气管第 1 环损伤形成喉狭窄；或虽未损伤环状软骨及气管第 1 环，但气管切开从第 2 环开始，套管位置较高，与声门裂十分接近，因而堵管困难而不能拔管，需将套管位置下移后，方能拔管；③儿童因功能性呼吸困难而不能拔管；④喉气管炎症未消除，喉黏膜肿胀，气管内分泌物过多，影响拔管；⑤气管前壁塌陷，软骨坏死或气管内肉芽形成而致气管狭窄；⑥套管太粗。

处理方法：①查明喉、气管疾病，积极治疗，待炎症消退后，再予拔管；②如有喉、气管狭窄，可进行直接喉镜或支气管镜检查并施行扩张术或整形术；③如有肉芽组织，应予摘除或激光烧灼；④以精神因素为主者，应进行说服解释和练习用口鼻呼吸，切勿操之过急，招致意外；⑤如套管太粗，可换小一号套管，再行试堵管。

12.其他并发症　少见并发症有纵隔炎，肺不张，喉返神经瘫痪，气管内溃疡等。如手术部位恰当，操作细致，套管选择适当，可避免此类并发症。

并发气栓虽少见，但十分危险，多致死亡。极度呼吸困难者，颈静脉怒张，在深吸气时可致颈部静脉内负压增高。如有破裂，将空气吸入，形成气栓。多由甲状腺下静脉或高位无名静脉破裂口吸入空气，故手术时应避免损伤上述静脉，并妥为结扎切断的静脉支，以预防此类严重并发症。

（七）拔管

对因喉阻塞行气管切开术者，须先行直接喉镜检查，在引起喉阻塞的病因消除后方可考虑拔除套管，但至少应在气管切开术后 5d，以免发生纵隔气肿。拔管前必须先行堵管，确定自然气道已通畅，方可拔管。有两种堵管法：①一次堵管法：2 岁以上的幼儿，喉腔及气管较大，套管相对较细，可一次完全堵管。经 24～48h，患者在活动、睡眠时呼吸均平稳，即可拔管；②分期堵管法：2 岁以内或 2 岁以上不能一次堵管者，则用分期堵管法。先堵塞一半套管，24h 后，再堵塞 3/4 或全堵塞，24～48h 后无呼吸困难即可拔管。为了便于观察病情，拔管时间应选在上午。拔管后 48h 内应注意呼吸，并准备一套同型套管及气管切开术器械等，以便在发生呼吸困难时，将套管重新插入。

戴管时间甚长的患者，如喉狭窄患者，堵管时间也要长些，有时要达半年之久。其目的是经过各种气候和身体情况的考验，以确定能否拔管。

拔管后伤口不缝合，肉芽生长旺盛者须刮除，用蝶形胶布将两侧创缘向正中牵拉对拢（避免胶布直接贴于伤口表面），以纱布覆盖，伤口多能愈好。观察数日仍不能完全愈合的伤口，需刮除伤口肉芽或切开皮缘，缝合 1～2 针。拔管后应随时注意患者呼吸情况，若有呼吸困难出现，需立刻再插管或再切开气管。

第十节　喉癌

喉癌是头颈部常见的恶性肿瘤之一，在耳鼻喉科领域中仅次于鼻咽癌和鼻腔、鼻窦癌，居第 3 位。占全身肿瘤的 1%～5%。好发年龄为 50～70 岁。男性较女性多见，其发病比例为（7～10）∶1。喉癌中 96%～98%为鳞状细胞癌，其次为基底细胞癌、腺癌等。

目前为止病因还未明确，可能与吸烟、饮酒、空气污染、病毒感染、癌前期病变、放射线等有关。

一、临床表现及类型

按原发癌所在解剖部位的不同，临床上将喉癌分为 3 型：声门上型、声门型和声门下型。喉癌常因类型不同，症状出现的早晚和病情的轻重也不一样。

1.声门上型　原发部位位于会厌、室带、喉室、杓会厌襞的肿瘤。因早期不影响声带发音，常仅有轻微的或非特异性的症状，如喉部不适、异物感、吞咽不适感等，故早期症状隐匿不典型。当肿瘤侵犯杓状软骨、声门旁间隙或累及喉返神经时，可出现声音嘶哑。肿瘤向深层浸润或出现溃疡时，有吞咽疼痛，可反射到耳部。晚期肿瘤侵蚀血管后，则痰中带血。呼吸困难、吞咽困难、痰中带血等常为声门上型喉癌的晚期症状。声门上型喉癌分化差、发展快、淋巴组织丰富，早期即可发生淋巴转移，又因早期临床症状不明显，故肿瘤常在出现颈部淋巴结转移时才引起警觉。纤维喉镜检查可发现早期病变。

2.声门型　肿瘤多发生在声带前中部。因病变部位位于声带，影响声带的闭合与发音，故早期即可出现声音嘶哑。随着肿瘤增大，声嘶逐渐加重，甚至失声。声带活动受限或固定，加上肿瘤组织堵塞声门，可出现呼吸困难。肿瘤表面组织糜烂时，可出现痰中带血。声带淋巴管较少，所以肿瘤发展缓慢，淋巴结转移较晚。

3.声门下型　病变位于声带平面以下、环状软骨下缘以上部位的肿瘤。声门下型喉癌少见。因位置隐蔽，早期症状不明显。肿瘤向上侵犯声带时，可出现声嘶。随着肿瘤的增大，堵塞呼吸道时引起呼吸困难。位于后壁的肿瘤可侵犯食管前壁；向前和两侧可穿破环甲膜侵及颈前肌肉和甲状腺；向下蔓延到气管。声门下型喉癌可发生气管前或气管旁淋巴结转移。

二、诊断与鉴别诊断

根据病史、临床表现、查体可诊断。检查与辅助检查：凡年龄超过 40 岁，声嘶或咽喉部不适、异物感者等喉部症状持续 4 周以上者，均需用喉镜检查，以免漏诊。喉部可见肿物，呈菜花样、结节样或溃疡样，常为灰白色或黯红色。检查时注意声带、室带、会厌喉面、前连合、喉室及声门下区等部位，以免漏诊。注意声带是否活动，触摸颈部有无淋巴结转移，喉体是否肿大，颈前软组织、甲状腺有无肿块等。对可疑病变，应进行活检。对可疑或确诊病例进行喉部 X 线、喉 CT、喉 MRI 检查，了解病变的范围以及颈部淋巴结转移情况。本病须与喉结核、喉乳头状瘤相鉴别。

三、治疗

1.手术治疗　手术治疗是治疗喉癌的主要手段。原则上在彻底切除癌肿的前提下，尽可能保留或重建喉的功能，以提高患者的生存质量。根据癌肿的分期选择支撑喉镜下激光肿瘤切除术、喉裂开肿瘤切除术、喉垂直部分切除术、喉水平部分切除术、全喉切除术等适合的手术方式。

2.放射治疗

(1)单纯放疗。适用于早期声带癌；位于会厌游离缘，比较局限的声门上癌；晚期肿瘤，不宜手术治疗的各期病例；全身情况差，不宜手术者。

(2)术前放疗。对病变范围较广，波及喉咽且分化程度较差的癌肿，可先行术前放疗。其目的是使肿瘤缩小，癌细胞活力受到抑制，有利于彻底切除病变。

(3)术后放疗。适用于原发肿瘤已侵及喉外或颈外软组织；多个颈淋巴结转移或肿瘤已浸透淋巴结包膜；手术切缘十分接近瘤缘或病理证实切缘有肿瘤残存者。

3.化学治疗　喉癌多为鳞状细胞癌，对化疗缺乏敏感。化疗的治疗作用尚在探讨之中。

第六章　头颈外科疾病

第一节　颅底疾病

一、颅前中窝底疾病

颅底疾病繁杂，常涉及耳鼻喉头颈外科、神经外科、眼科和颌面外科等多个传统学科。

颅底分为上颅底和下颅底两个面。前者即颅内面，从前到后依次分为前颅底、中颅底和后颅底；下颅底为颅外面，分为颅底中线区和侧颅底区。侧颅底解剖划分方法有两种，一种是指翼内板与枕大孔外缘连线以外的区域，另一种是从眶下裂及岩枕裂各作一个延长线，向内相交于鼻咽顶，向外分别指向颧骨和乳突后缘，两线之间的三角形区域为侧颅底范围。

颅底疾病大致分成4类：

1.颅底外伤　如颅底骨折、挫伤和贯通伤，以及血管、神经损伤和脑脊液漏；

2.感染性疾病　如岩锥炎、恶性外耳道炎、硬膜外脓肿等；

3.先天性畸形　如眶距增宽等先天性颅面畸形、先天性脑膜脑膨出、自发脑脊液漏等；

4.颅底肿瘤　略。

颅前、颅中窝底关系密切，共同连接颅颌面部，参与眶、鼻、鼻窦等解剖构成，病变也常相互渗透。常见的疾病有颅底创伤，脑膜脑膨出，侵袭性的鼻窦炎，巨大的鼻窦囊肿，各种脑脊液鼻漏，向上生长的颅外来源肿瘤（如鼻内翻乳头状瘤、鼻咽纤维血管瘤、鼻腔鼻窦癌、淋巴瘤和嗅母细胞瘤等），以及向下生长的颅内来源肿瘤（如垂体腺瘤、颅咽管瘤、脑膜瘤、软骨或骨源性肉瘤等）。

（一）临床表现

1.鼻部症状　根据病变的性质和范围表现各不相同，如鼻塞、鼻出血、嗅觉减退、脑脊液鼻漏等。

2.眼部表现　眶内或眶周病变可出现突眼、眼球运动障碍、视力和视野改变等。

3.颌面部表现　隆起畸形、面部感觉减退等。

4.其他　头痛、受累颅神经麻痹。垂体蝶鞍区可出现垂体功能改变。

（二）诊断要点

(1)病史采集:详细的病史采集有助于判断病变性质和鉴别诊断。

(2)体检:耳鼻咽喉头颈、眼和神经系统检查。

(3)影像学检查:CT、MRI 对于确定诊断和了解病变性质及范围至关重要,通常是术前必做的检查手段。如果怀疑血管源性或血运丰富的病变需作血管造影或 CTA、MRA。

(4)垂体蝶鞍区病变需作脑垂体功能各项检查。

(5)怀疑脑脊液漏者,鼻溢液做生化检查。

(6)病灶活检(血管源性肿瘤除外),了解病理性质。

(7)视力、视野检查。

（三）治疗方案及原则

根据病变的性质和范围选择不同的治疗方法。

(1)病因治疗。

(2)手术治疗:原则是争取彻底清除病变,尽量保护生理功能和面容,颅底妥善修复,避免各种颅内并发症。

(3)颅底肿瘤辅助治疗:恶性患者通常需要综合治疗,如辅助性、根治性或姑息放疗。血管源性或血运丰富的肿瘤术前 2～3d 作血管栓塞,以减少术中出血。某些肿瘤可辅助术前或术后化疗。

(4)前颅底外科常用手术入路:经鼻腔内镜入路、颅外入路(鼻旁或经面入路)和颅面联合入路,前两种适于鼻腔和鼻窦病变累及前颅底局限者。后一种又分为:①前端颅面联合切除术:适用于颅鼻沟通的较大病灶;②经额下前颅底入路:适用于颅前窝底硬脑膜内、外的病灶和斜坡病灶。

(5)颅中窝底外科的手术入路较多,一般分为前中线入路和前外侧入路两大类。

①前中线入路:可到达垂体窝、蝶骨、蝶窦下部、鼻咽部、翼腭窝、斜坡下部、颅颈交界区。手术能避开外侧的大血管及神经。若病变侵袭中颅底外侧结构时,则需联合其他外侧入路方法。常用的有:经鼻中隔入路、鼻侧切开入路、经面部入路、经口腔入路、扩大上颌骨切除和面中裂开入路和颈下颌切开入路等。

②前外侧入路:可进入颞下窝、颞骨岩尖、海绵窦、眶等颅底外侧部。该区域内有许多重要结构,如颈内动脉、颈外动脉主要分支、颈内静脉、三叉神经第 2、第 3 支、面神经、听神经、迷走神经、舌下神经、舌咽神经、副神经、交感神经链,以及耳蜗和前庭。由于解剖复杂,到达该区域的手术入路繁多,大致分为 4 类:经颞骨入路、经颞下入路、经面部入路和经颅入路。术者应熟悉每类手术的优点和局限性。广泛病变需采用联合入路,才能良好显露病灶、保护重要结构。

二、颞骨侧颅底和颅后窝底外科疾病

(一)临床表现

1.一般症状　耳溢、耳聋、耳鸣、面瘫、出血、眩晕等。

2.颈静脉孔区病变　较常见的疾病为颈静脉球瘤和后组颅神经来源的神经鞘瘤。前者主要表现为传导性耳聋和单侧搏动性耳鸣,检查可发现鼓膜下肿物,鼓气耳镜对鼓膜轻施压力,可见鼓室内肿瘤变苍白和搏动(Brown 征)。颈静脉球瘤位于颈静脉球顶部,逐渐生长,造成邻近骨质破坏。常引起Ⅸ～Ⅻ脑神经麻痹。肿瘤可侵入乳突、迷路,引起面瘫或感音神经性聋。偶尔肿瘤穿出鼓膜,表现为外耳道出血性肿物。神经鞘瘤可出现相应颅神经功能障碍、颈部包块和颈动脉移位等表现。

3.桥小脑角肿瘤　原发肿瘤最常见的是听神经瘤,其次为脑膜瘤,原发胆脂瘤和面神经鞘瘤。继发肿瘤主要为副神经节瘤(球体瘤)。

听神经瘤:生长缓慢,瘤体逐渐增大后对脑干和颅内产生压迫,早期表现为耳鸣、眩晕和听力下降。肿瘤增大后压迫桥脑,出现脑干受压体征和阻塞性脑积水,向前上压迫三叉神经,向后下深入枕大孔处,出现后组颅神经麻痹。

脑膜瘤:一般生长在颞骨岩部后方,与内听道有距离或仅在其边缘附近。故出现听神经受压表现时,肿瘤通常已较大。临床表现类似听神经瘤。

先天性胆脂瘤:起源于颞骨内或桥小脑角胚胎残留上皮。瘤体生长缓慢,一般到 20～40 岁才出现肿瘤压迫症状。面肌痉挛是该肿瘤特有的表现,只有肿瘤生长较大时才出现面神经、听神经压迫症状。

4.颞骨恶性肿瘤　少见,主要有鳞癌、囊腺癌、腺癌和横纹肌肉瘤等。通常表现为血性耳溢、耳痛、耳聋、面瘫和耳道内新生物等。

5.颅神经的神经瘤　听神经瘤占 95%,其次为三叉神经鞘瘤,Ⅸ～Ⅻ颅神经鞘瘤少见。根据肿瘤发生部位的不同,各有不同的临床特点。典型的三叉神经鞘瘤表现为 Meckel 腔扩大,面部感觉减退。Ⅸ～Ⅺ颅神经鞘瘤常使颈静脉孔光滑扩大，出现软腭麻痹、声嘶、耸肩力弱等后组颅神经麻痹症状。Ⅻ颅神经鞘瘤出现半侧舌肌萎缩，舌下神经管扩大。

6.颅内受累相应的表现　略。

（二）诊断要点

（1）详细的病史采集。

（2）耳鼻咽喉头颈和神经系统查体。

（3）听力学和前庭功能各项检查。

（4）影像学检查：CT、MRI 对于确定诊断和了解病变性质及范围至关重要。怀疑血管源性或血运丰富的肿瘤需作血管造影或 CTA、MRA。

（5）必要时病灶活检（血管源性肿瘤除外），了解病理性质。

（6）颈动脉侧支循环功能检测：侧颅底和颅中窝底手术常涉及颈内动脉，一旦破裂结扎，脑梗死和死亡发生率较高，故术前有时需要了解脑血流量情况。根据具体条件可做以下检查：颈动脉造影和球囊暂时阻塞试验（TBO）、压颈试验（Matas 试验）、颈动脉残端动脉压测定、氙 CT 血流图等。

（三）治疗方案及原则

根据病变的性质和范围选择不同的治疗方法。

（1）病因治疗。

（2）手术治疗：原则是争取彻底清除病变，尽量保护生理功能和面容，颅底妥善修复，避免各种颅内并发症。

（3）良性肿瘤争取手术切净。恶性肿瘤根据肿瘤分期和病变部位及范围采用根治性手术切除、手术加放疗，和姑息手术或放化疗等。争取提高生存率，改善生活质量。除传统的放疗外，近年也采用 X 刀、γ 刀等新型的照射治疗。

（4）血运丰富的肿瘤术前血管栓塞减少术中出血。

（5）颞骨肿瘤和侧颅底外科常用手术入路

①外耳道袖状切除术：适合于切除局限在软骨部的外耳道肿瘤（T1）。

②颞骨外侧切除术：适用于局限在骨性外耳道、鼓膜未受累的恶性肿瘤。有时根据肿瘤范围需联合腮腺切除、颈清扫或下颌骨髁状突切除术。

③颞骨次全切除和全切除术：适合鼓室受累的肿瘤（T3）和岩尖部受累的低度恶性肿瘤。

④Fisch 颞下窝入路（可分为 A、B、C3 种类型）：适合于颈静脉球、岩部颈内动脉、岩尖、斜坡、鼻咽和翼腭窝处肿瘤切除。

(6)颅后窝底肿瘤常用的手术入路

①经迷路入路:是显露桥小脑角和内听道最常用的手术方法。适用于听力已受损且无法恢复的听神经瘤病人,经迷路入路能最大程度保护面神经功能。也可用于桥小脑角其他肿瘤的治疗。

②乙状窦后入路(枕下入路):适用于内听道无明显受累的桥小脑角肿瘤,最大优点是保存听力。

③颅中窝入路:适用于局限在内听道管内的小听神经瘤,显露桥小脑角有限。

④迷路后入路:暴露有限,仅适用于不需显露内听道的桥小脑角小肿瘤。优点是能保存听力,避免牵拉小脑。

⑤经耳蜗入路:为扩大的经迷路入路。通过移位面神经、去除耳蜗来增加显露颅底,抵达岩尖和斜坡。

⑥经耳入路:与经耳蜗入路相似,仅面神经轮廓化后,不打开神经骨管及移位神经,由于术中面神经仍在原位,限制乳突和内听道段的面神经显露。

⑦扩大颅中窝入路:适用于颅中、后窝均受累的岩骨斜坡广泛病变,尤其是听力。

⑧岩部入路(联合入路):为扩大颅中窝入路、乙状窦后入路和迷路后入路的联合,广泛暴露从枕大孔至海绵窦之间的颅底,故适用于累及颅中、后窝或斜坡广泛的病变,能保存听力。

⑨有些非肿瘤病变,如岩尖胆固醇肉芽肿、囊肿等可膨胀生长,产生颅后窝神经受压症状,通过引流即能达到治疗目的。通常有以下几种途径:a.经迷路入路:适用于丧失听力和前庭功能者;b.迷路下入路:完全乳突切除后,辨认后半规管和颈静脉球;打开迷路下气房暴露岩尖部病灶,清除病变,置管经乳突引流;手术不适合颈静脉球高位者:c.经耳道、耳蜗下入路:其主要缺点是术中直接暴露岩骨内颈内动脉。该入路既能广泛暴露较大的脑膜瘤,又可保存听力及面神经的功能。

第二节 颈部先天性疾病

一、甲状舌管囊肿及瘘管

先天性甲状舌管囊肿及瘘管是颈部最常见的一种先天畸形,因其常位于舌盲孔至胸骨上切迹之间的颈中线上,故又称颈中线囊肿及瘘管。本病多在青少年期发病,也有到中年才发病的,少数病例可癌变。囊肿较瘘管多见。

胚胎期甲状腺始基在向尾侧下移过程中，形成一条与始基相连的细管，叫甲状舌管，在胚胎第6周时，甲状舌管开始退化，第8周时甲状舌管完全消失，若甲状舌管未消失或未完全消失，则可形成甲状舌管囊肿或瘘管。由于甲状舌管退化时，左右两侧软骨性舌骨开始在中线融合，因此，未萎缩的甲状舌管可位于舌骨腹侧或背侧，也可能被包围在舌骨之中。

（一）病理

囊肿和瘘管皆覆有柱状纤毛上皮或鳞状上皮，有时其内可见甲状腺组织；有的甚至可代替整个甲状腺，误切除后会导致严重的甲状腺功能减退。在舌骨中部或其骨膜内，常有不规则、覆有上皮的管束。

（二）临床表现及诊断

1.*甲状舌管囊肿*　可发生于从舌盲孔至胸骨上切迹之间颈中线的任何部位，但85%囊肿位于甲状舌骨膜处。常无明显症状，囊肿较大时可有舌内或颈内紧迫感或胀感。检查见颈部皮下呈半圆形隆起，边缘清楚，质韧或软而有弹性，与皮肤无粘连，囊肿较固定，但可随吞咽上下移动。有的患者在伸舌时，于囊肿上方可触到硬条索状物。穿刺抽吸多可得黄色液体，CT、MRI检查能提示肿块的大小及其与周围的关系，对定性、定位有较高的价值。

囊肿发展较慢，继发感染时增大迅速，且伴有局部疼痛及压痛，控制感染后迅速缩小。囊肿溃破或切开引流后，常形成反复发生溢液的瘘管。

甲状舌管囊肿应与异位甲状腺、皮样囊肿、皮脂腺囊肿、颏下淋巴结炎等相鉴别。异位甲状腺一般位于舌根部，少数位于喉前正中者易误诊为甲状舌管囊肿，超声波检查、甲状腺核素扫描可做出鉴别，应作为术前常规检查；皮样囊肿、皮脂腺囊肿位置较浅，多与皮肤粘连，不随吞咽及伸舌而运动；颏下淋巴结炎肿块位置较高，一般位于下颌骨下缘的后方，质地较硬，不随吞咽及伸舌运动，有时可在口腔或下唇找到感染病灶，细胞穿刺有助于鉴别。

2.*甲状舌管瘘管*　为先天性或继发于囊肿溃破或切开引流后。瘘管分完全性和不完全性两种，前者多见。完全性瘘管外口多位于舌骨与胸骨上切迹之间的颈中线上或稍偏向一侧，吞咽、挤压时可有分泌物外溢，继发感染时分泌物变为脓液，瘘口周围红肿。瘘管内口为舌盲孔。不完全性瘘管无内瘘口。检查颈部有时可触到条索状物向颈部上方走行，随吞咽上下移动。自瘘管外口注入亚甲蓝，如为完全性瘘管，可见舌盲孔处亚甲蓝溢出。也可用弯形钝注射针头，在间接喉镜下深入舌盲孔，缓慢注入亚甲蓝，可见其从瘘管外口溢出。上述两法有助于诊断，用于术前，对术中追踪瘘管及其分支较有帮助。用碘油作瘘管X线拍片，有助于明确诊断。

(三)治疗

无论囊肿或瘘管,一经确诊,除感染期外,均应尽早手术切除。小儿可推迟到4岁以后进行。

手术方法:术前一日将亚甲蓝自瘘管外口或舌盲孔处注入瘘管内。术时平卧垫肩,头后仰,儿童一律采用全身麻醉,成人可用局麻,如术前曾发生感染,可能有粘连者,最好采用全麻。

1.切口　在囊肿最隆起部位作一与舌骨平行的横切口,两端稍超过囊肿范围;如为瘘管,可在瘘管周围作一梭形切口,两侧适当延长,切开颈阔肌,将切口皮瓣上、下适度翻转。

2.分离囊肿或瘘管　向上、下牵开肌肉瓣,即可暴露囊肿或瘘管。如有粘连,可用小剪或血管钳,在已被染为蓝色的囊壁或瘘管周围,连带少许结缔组织,加以解剖剥离,牵拉病变组织时不得过分用力。剥离应自下而上,直达舌骨下缘。

3.舌骨的处理　将舌骨体中部与附丽肌及舌甲膜分离后,将舌骨体中部连同骨膜一并切断。

4.切断囊肿或瘘管　钳夹舌骨体中部向外牵拉,继续向舌盲孔方向分离瘘管,直至舌体内。此时瘘管很细,操作须特别细致,以免将瘘管撕断。即使是囊肿,亦可有瘘管与舌盲孔相通。将达舌盲孔时,由助手经口向前顶压舌盲孔处,在剥离至见白色膜时,表示已至黏膜下,在此处结扎、切断瘘管。若在切除过程中与咽腔相通,可用细肠线内翻缝合,封闭咽腔。

5.缝合　生理盐水冲洗术腔,彻底止血,分层缝合,不留空腔。舌骨断端不必缝合。如果术中术腔与咽腔曾有相通,或术腔有污染,或术腔较大时,可于舌骨下置负压引流管。

二、先天性颈侧瘘管及囊肿

(一)概述

人胚鳃器在通常发育的情况下,鳃沟与咽囊永不相通,故与鱼类、鸟类等不同,实无鳃裂形成,故应以"鳃沟"或"咽囊"替代"鳃裂",较为名副其实。但考虑到通常已习惯应用"鳃裂"一词,故本节仍以"鳃裂"替代"鳃沟"或"咽囊"。

先天性颈侧瘘管及囊肿包括来源于第1鳃裂的耳颈瘘管及囊肿和第2、第3、第4鳃裂的瘘管及囊肿。鳃源性瘘管及囊肿起源于各鳃裂(鳃沟或咽囊),外瘘口及绝大多数的全程皆位于颈侧,故又称颈侧瘘管及囊肿。恶变者称鳃源性癌罕见。

凡在咽内及颈侧皮肤均有开口者称瘘管;仅在咽内或颈侧皮肤一端有开口者

称不完全瘘管或窦道；若两端均无开口，仅为残留于组织内的上皮腔隙，则因分泌物潴留而发展成为囊肿。有时三者可以互相转变。例如，因屡发炎症，导致肉芽、瘢痕形成，使瘘管的一端或两端封闭，则可转变为窦道或囊肿；反之，囊肿也可向咽内或颈侧皮肤穿破，形成窦道或瘘管。

颈侧部的先天性瘘管及囊肿，绝大部分起源于第2鳃裂，属第1鳃裂的耳颈瘘管及囊肿较少见，第3鳃裂的瘘管及囊肿极少见，第4鳃裂的瘘管及囊肿在文献中仅见个案报道，有的尚难确诊。

19世纪上叶开始出现颈侧囊肿及瘘管的报道。Ascherson第1次报道鳃裂病变时即将颈侧的鳃器病变与颈中线者加以鉴别。Hensanger提出"鳃瘘管"的名称。Neel等关于239例颈侧囊肿与瘘管的报道中表明，囊肿与瘘管及窦道，为数之比为2∶1。Proctor等统计第2鳃裂囊肿为第2鳃裂瘘管及窦道的3倍。Simpson报道颈侧囊肿及瘘管共12例，其中囊肿6例，性别及侧别均相等，就诊时平均年龄为17岁；瘘管6例，男4例，女2例，左侧2例，双侧者4例，就诊年龄自出生后2个月到30岁，平均为8岁。Proctor报道的男女发病率相近，年龄可从婴幼儿到老年。一般瘘管的发病年龄较早，多在10岁以下，有的出生后就有症状；囊肿起病较晚，多见于10～30岁；Maran等报道的发病高峰期在30～40岁。有学者报道先天性第2鳃裂瘘管41例，其中男30例，女11例，年龄6～49岁，以21～30岁居多，完全型瘘管33例，不完全型瘘管8例，全部病例均经手术切除后痊愈。

先天性耳颈瘘管即第1鳃裂瘘管，临床上较少见。Olsen等报道Mayo Clinic诊断的鳃裂畸形460例，属第1鳃裂畸形者38例，占8%，包括囊肿、瘘管及窦道；其中第1鳃裂瘘管仅6例，占所有鳃裂畸形的1.3%，占第1鳃裂畸形的16%。Trail等报道第1鳃裂畸形占所有鳃器畸形的1%～2%。Ramkow等统计第1鳃裂瘘管占各种鳃裂畸形的2%。Singh等复习过去110年的世界文献，仅见耳颈瘘管37例。某科共收治有较详记载资料的(第1鳃裂的)耳颈瘘管5例，第2鳃裂瘘管6例，第3鳃裂瘘管1例。先天性颈侧鳃源性囊肿因为分散就诊于耳鼻咽喉科、口腔科、颌面外科及普外科，虽然病例较多，但因资料不全，未予统计。

有学者报道先天性耳颈瘘管5例，其中男3例，女2例。年龄17～38岁，左侧3例，右侧2例，病程4～30年，5例均经手术切除瘘管而治愈。如瘘管位置较深，或有瘘管反复感染史者，容易累及腮腺及面神经，术中应进行面神经解剖，以利于避免损伤面神经和完整切除瘘管。有学者报道第3鳃裂瘘管3例，男2例，女1例；年龄23～28岁，均为左侧完全性瘘管，均经手术切除。有学者报道第3鳃裂瘘管2例，均为男性，年龄10岁，24岁；病程4～10余年，2例均为左侧完全性瘘管，均因误诊曾多次行颈部感染性肿块切除不愈，2 例均行食管吞稀钡造影检查，发现左侧梨状窝尖部有少许钡剂自内瘘口漏出而得到确诊，彻底切除瘘管后痊愈。有学者报道第 3 鳃裂瘘管 1 例，男，32 岁，左侧完全性瘘管，先经 4 次手术切除仍复发，后经包括位于梨状窝的内瘘口彻底切除后痊愈。有学者报道第 3 鳃裂瘘管 7 例，男 5 例，女 2 例；年龄 1～45 岁，病程 1 个月～30 年，左侧 5 例，右侧 2 例，其中完全性瘘管 4 例，不完全性瘘管 2 例，另 1 例为囊肿。有 1 例经过 4 次手术切除，1 例经过 2 次手术切除，余为 1 次手术切除。7 例均随访 2 年左右，无复发病例。

（二）临床分型

鳃源性瘘管按临床所见形式，一般分为 3 型：①不完全性外瘘管或外窦道，只有与皮外相通的外瘘口，而无与咽内相通的内瘘口，此型最常见；②不完全性内瘘管或内窦道，有内瘘口而无外瘘口，此型最少见；③完全性瘘管，有内、外瘘口，较常见。

亦可按照瘘管与囊肿的临床形式分为 5 型：①完全性瘘管；②不完全性外瘘管；③不完全性内瘘管；④合并囊肿的不完全性瘘管；⑤孤立性囊肿。按发病频率看，孤立性囊肿最多见，不完全性外瘘管次之，完全性瘘管居第 3 位，不完全性内瘘管最少见。

关于第 1 鳃裂畸形，Arnot 以解剖部位为主要依据分为Ⅰ型及Ⅱ型。Work 则以组织学为依据，分为 2 型。Olsen 等提出将第 1 鳃裂畸形简单地分为囊肿、窦道及瘘管。Belenky 等认为以解剖学为基础的临床分型要比单独依靠组织学的分型更为合理。一般可按照瘘口部位分为下列 2 型。

Ⅰ型：瘘管开口位于乳突尖前下方，少数在耳后或下颌骨升支后方，瘘管管道行经面神经主干的外侧，与外耳道相通或以盲端终止于外耳道附近。

Ⅱ型：瘘管开口于下颌角附近，部分位于下颌下缘与舌骨之间或终止于相应范围的上颈深部，管道向上经过面神经主干的外侧或内侧，或穿行于面神经的主要分支之间，大多与外耳道相通。

无论Ⅰ型或Ⅱ型的瘘管及窦道，其管道既可大多呈长条状，亦可部分膨大呈囊肿状；视其与面神经的关系，瘘管及窦道的管道或通过腮腺实体，或与腮腺无关。

（三）与先天性颈侧瘘管有关的临床解剖

Frazer 指出，鳃裂瘘管的位置是在胚胎发育过程中决定的，常有恒定的解剖关系。由于颈部鳃源性组织的分布及其相互关系比较复杂，因而颈侧瘘管的位置或走行过程与周围器官或组织的毗邻关系亦较复杂。

1.第 1 鳃裂瘘管　瘘管的位置常在外耳道或深及咽鼓管的下面、腭帆张肌的后面、颈动脉和茎突咽肌的前面，邻近腮腺后方、内侧或通过腮腺实质，行经面神经主干或其较大分支的外侧或内侧，向下可至二腹肌后腹的浅侧而达舌骨水平以上部位，即下颌下三角区，下颌角之前或其后上、后下方；有的瘘管可从颈侧到达中耳。

2.第 2 鳃裂瘘管　完全性瘘管的外口位于胸锁乳突肌前缘的中、下 1/3 相交处，瘘管经过颈阔肌（第 2 鳃弓）深侧，沿颈动脉（第 3 鳃弓）鞘上行，穿过颈内、外动脉之间，经舌下神经、舌咽神经和茎突咽肌的浅面，在茎突舌骨韧带与二腹肌后腹之下、舌骨后缘之上，向内终止于扁桃体窝之内口处。第 2 鳃裂囊肿可发生于瘘管走行的任何部位。

3.第 3 鳃裂瘘管　临床上罕见。瘘管外口的位置与第 2 鳃裂瘘管外口的部位大致相同，即在胸锁乳突肌前缘的下部。瘘管经颈阔肌深侧，顺颈动脉鞘上行，沿迷走神经（第 4 鳃弓）行走，越过舌下神经，在舌咽神经或茎突咽肌之下，绕过颈内动脉之后侧与深侧，穿过舌骨与喉上神经之间的甲状舌骨膜，终止于位于梨状窝之内口处。

4.第 4 鳃裂瘘管　从理论上讲，第 4 鳃裂瘘管是存在的，文献中虽有个案报道，但有的尚属可疑。其外口位置与第 2、第 3 鳃裂瘘管相同或在胸前部，经颈阔肌深部、沿颈动脉鞘下降到胸部，绕过右侧锁骨下动脉（第 4 鳃弓）或左侧主动脉弓（第 4 鳃弓），再上升到颈部，沿颈总动脉浅侧上行，跨过舌下神经，然后绕颈内动脉之后、内侧下行，至喉上神经内支下方穿过甲状舌骨膜，到达上段食管处。

（四）病因

关于先天性颈侧瘘管及囊肿的病因学仍有争论，大多赞同下列鳃源性学说：①鳃器上皮细胞的残留；②鳃沟闭合不全；③分隔鳃沟与咽囊的闭膜破裂；④鳃器的异常发育；⑤颈窦存留。一般认为瘘管是鳃沟或咽囊或两者不完全闭合引起的，囊肿则为遗迹性上皮细胞残留所致。几种常见的病因学说是：

1.鳃沟闭合不全及闭膜破裂　Ascherson 首先提出颈侧囊肿及瘘管是鳃沟闭合不全引起的。Kostanek 等鉴于大多数颈侧瘘管的内口常位于扁桃体上窝（第 2 咽囊），故认为此乃第 2 鳃沟形成的完全性瘘管。因为第 2 鳃沟较深，且在胚胎期持续时间较长，故介于鳃沟与咽囊之间的闭膜破裂机会较多。鳃沟的外胚层上皮形成颈鳃瘘管通向皮外，咽囊的内胚层上皮形成咽鳃瘘管通向咽内；两者相通则为完全性瘘管；也可形成不完全性外瘘管或内瘘管；如内、外不通则成囊肿。此说为多数人所赞同。

2.颈窦存留或未闭　在人胚鳃器发育过程中，若颈窦未闭锁消失或鳃盖和颈窦口边缘的愈合在个别部位不完全，即可形成颈侧瘘管或囊肿。囊肿或瘘管的类型视颈窦闭合不全情况而定：①若颈窦表面闭合不全，则形成向颈部皮外开口的不完全性外瘘口；②若颈窦表面闭合，闭膜破裂，则在第2(或第3)咽囊部位遗留永久性内口，形成不完全性内瘘管；③若颈窦闭合不全与闭膜破裂同时存在，则形成完全性瘘管；若颈窦闭锁消失，窦腔持续存在，则于颈部深处形成鳃囊肿。

3.胸腺咽管残留　颈侧瘘管常位于胸锁乳突肌前缘，有的外口在胸锁关节附近，内口在相当于第3咽囊衍化之器官处，其位置与第3咽囊形成的胸腺咽管之移行路线一致，故认为残留的胸腺咽管是颈侧囊肿及瘘管的成因。此说由于过分强调瘘管皮肤开口位置的重要性，已为多数人所反对。

4.遗传因素　Anand报道一个家族4代人有7例鳃源性囊肿及窦道，并指出颈侧鳃源性畸形属于正染色体显性特征的遗传。Huppler发现一个家族3代49人中有18人患有鳃裂瘘管，并认为男、女性均可遗传。Simpson报道一父亲及其两个子女均见有颈侧瘘管，3人中有2人为双侧性。Bailey认为有些鳃源性畸形可通过母亲遗传，男性患者为女性的3倍，单侧性者以右侧为多见。

(五)症状与诊断

本病虽为一先天性异常，但常于儿童时期或成年后始被发现。

1.症状　Neel等将319例颈侧囊肿或瘘管的症状按其出现频率的多少依次排列如下：①颈部肿块逐渐肿大；②症状出现之前曾患上感或伴有上感；③瘘口或窦道分泌物溢出；④局部疼痛；⑤间歇性肿胀；⑥囊肿迅速扩大；⑦吞咽困难；⑧向咽腔引流(有特殊味道)；⑨发热；⑩沙哑声；⑪病变部位有压迫感；⑫吞咽时牵拉感；⑬咽部突起或饱满。

有学者研究颈侧瘘管7例(第2鳃裂瘘管6例、第3鳃裂瘘管1例)中，外口有分泌物者5例，饮水时漏水者2例；间歇性肿胀、疼痛者2例，持续肿胀者1例，触及条索状物者1例。

Procino报道1例69岁男患者，左扁桃体上方反复自发性流脓，自5岁到67岁期间曾先后3次施行扁桃体切除术，其后又多次施行切开排脓术。最后1次切开排脓后发现一囊性瘢痕，病检证实为鳃源性囊肿。作者认为此乃起源于第2咽囊的残余。

Cold报道1例19岁的女患者，左颈侧为(第2鳃裂)囊肿，右颈侧为(第2鳃裂)瘘管，并患有两侧感觉神经性聋、后缩颌和高弓腭。鳃源性颈侧瘘管有时合并招风耳、先天性耳前瘘管、耳前副耳等多种畸形。

2.瘘口或囊肿的部位及表现

(1)第1鳃裂(耳颈)瘘管:瘘管开口一般于出生时即已存在,多位于下颌角附近,耳郭后下方或乳突尖前下方,有约针眼大的皮肤凹陷或小口,不易引起注意,位于外耳道壁的瘘口尤难察觉,多数在出生数月或数年,甚至出现症状后始被发现。Belenky等报道的9例第1鳃裂畸形(大多为囊肿及窦道)分别于出生后第7周到19年开始出现症状。5例耳颈瘘管出现症状的时间从出生数周到18年不等,平均为7年余。瘘口溢出(或挤出)浆液性、黏液性或脓性液体;感染时瘘口周围皮肤发红、肿胀、疼痛;反复感染者可出现糜烂、结痂、肉芽或瘢痕组织;个别病例可因感染波及面神经主干或分支,出现部分性或完全性面瘫。Byars等指出,颈上部(舌骨以上)的持久性瘘管伴有耳溢液者应考虑第1鳃裂畸形。

囊肿表现为颈侧上方逐渐肿大的肿块,或可时大时小,并发感染时可有发热、疼痛。无论囊肿或瘘管,一般均为单侧性,双侧性者极少见(约2%)。

(2)第2、第3、第4鳃裂瘘管:出生时亦已存在,常在胸锁关节稍上方,沿胸锁乳突肌前缘至其中、下1/3交界处有瘘管外口。因其仅约针眼大小的浅凹,常被忽视,当有分泌物溢出或出现红肿疼痛等感染症状时才被发觉。

完全性瘘管或内瘘管的内口,只在一部分病例可以发现。如瘘管伴有囊肿,当吞咽时囊肿内可以充满气体、液体或食物;感染时还可充满脓液。此时如挤压囊肿,其内容物可向咽部溢出,患者或可自觉有气味,并可在间接喉镜或纤维喉镜、电子喉镜下注意观察其内口的位置。

Becker等指出:第2鳃裂瘘管皮外开口位于颈动脉三角水平,第3鳃裂瘘管开口于环状软骨水平,第4鳃裂瘘管开口于胸骨上切迹底部。双侧性颈侧瘘管占5%。

3.经瘘口插入探针、注入染料或造影剂进行喉镜检查和影像学检查　经皮外瘘口插入探针探查,对于较浅而较短的瘘管较为适用。注入生理盐水或亚甲蓝溶液,观察外耳道内有无液体或亚甲蓝溢出;经瘘口注入40%碘油或其他造影剂造影,拍摄X线片或CT扫描,可能显示瘘管的走行部位及内口位置。

对于内口在咽部的完全性瘘管可在喉镜观察下,经外口注入生理盐水或染料,以窥视其内口;注入味觉刺激剂(如糖水、盐水或醋液)时,患者口内有相应的味觉感。完全性瘘管或外瘘管亦可注入造影剂行X线拍片或CT扫描,以查知瘘管的行径并确诊。

用探针探查瘘管时,有的可引起面色苍白、脉搏变慢、出汗、心悸、咳嗽、声嘶、呕吐或晕厥等迷走神经刺激症状。咳嗽可能是其中的一个突出症状。Core报道1

例 5 岁男孩在施行鳃瘘管摘除术后，其持续性咳嗽痊愈了。Lilienthal 亦有类似的报道。内瘘管可开口于喉部或气管，出现所谓“甲状腺气囊肿”或气管黏膜疝样突起。但与第 2、第 3 鳃裂(咽囊)有关而发生于咽喉腔内的内瘘管或内囊肿，却常因无明显症状而被忽略；一旦伴发感染时可有分泌物流入咽腔，甚至造成喉咽部阻塞，易被误诊为咽旁感染或扁桃体术后残体感染。Singh 等报道一例由鳃源性喉囊肿引起先天性喉鸣的患儿，其右侧喉室突出达中线，内有大量稠厚液体，囊壁衬以鳞状上皮，被认为来自于第 4 鳃裂(咽囊)。

囊肿穿刺检查：可抽出黄白色浆液或黏液，必要时还可注入造影剂进行影像学检查，但液体黏稠者不易抽出。

4.病理检查　瘘管壁或囊肿壁衬有复层鳞状上皮或假复层纤毛柱状上皮。Olsen 等指出：囊肿内上述两型上皮单独出现概率相等，少数囊壁可同时见到两型上皮。上皮下富有淋巴样组织、淋巴滤泡及其生发中心的形成。发生感染者，上皮结构可破坏或混乱。

上述之复层鳞状上皮，有的高度角化，真皮内含有皮脂腺、汗腺及毛囊等皮肤附件。瘘管与窦道常伴有炎症，上皮层可遭破坏，管壁可与周围组织粘连。有的瘘管与窦道还可含有软骨(中胚层)。

根据 Rudberg 的资料，90%的瘘管为鳞状上皮，8%为纤毛柱状上皮，2%则两者兼有。衬有柱状上皮的瘘管，常有令人厌烦的黏液性分泌物。如完全性瘘管的内径较大，吞咽时可有液体漏出。

Krogdahl 等报道 154 例鳃源性囊肿有 5 例为鳃源性原发癌。Martin 等认为原发性鳃源性癌的诊断必须具备 4 条：①肿瘤必须位于耳屏前向下经胸锁乳突肌前缘至锁骨的一条线上；②组织切片必须含有鳃裂等残余组织；③患者必须有 5 年以上未见其他处原发肿瘤；④肿物来自于颈侧有上皮衬里的囊壁上。但实际上完全符合 4 条标准者甚少。

(六)鉴别诊断

先天性鳃源性颈侧瘘管及囊肿均须注意与有关疾病鉴别。

(1)第 1 鳃裂瘘管上口继发感染时可有外耳道流脓史，易误诊为外耳道炎或中耳炎。囊肿常位于颈上 1/3 胸锁乳突肌前缘之深部，与颈上深淋巴结相近，个别的可位于腮腺内；如因继发感染，溃破成瘘，易被误诊为淋巴结核或慢性中耳乳突炎，甚至有因误诊而行乳突根治术者。第 1 鳃裂囊肿还应注意与皮脂腺囊肿、涎腺肿瘤、鳃源性癌或转移癌等鉴别。

(2)第 2、第 3、第 4 鳃裂瘘管位于颈侧中下部位，应与结核性瘘管鉴别。第 2

鳃裂瘘管与胸腺咽管瘘的鉴别要点有：①大部分的第2鳃裂完全性瘘管必须通过颈内、外动脉之间；而胸腺咽管瘘则否，它位于颈动脉鞘之前并很接近颈动脉鞘；②第2鳃裂瘘管的内口在扁桃体窝内；胸腺咽管瘘的内口进入梨状窝，但极少见；而两者的外口都可位于胸锁乳突肌前缘处，无鉴别意义；③管壁或囊壁若含有典型的胸腺组织且有Hassall小体，可诊断为胸腺咽管源性的，但这种情况少见；囊壁或管壁不含胸腺组织者可能是鳃源性的；④大多数瘘管或囊肿含有鳞状上皮，有的含有柱状上皮或柱状纤毛上皮；而胸腺咽管瘘不含鳞状上皮；⑤如有胸腺导管残留，则胸腺最后所在位置至其起源部位之间的任何部位都可发生囊性病变。

(3)颈侧囊肿须与下列颈部或咽旁疾病鉴别：①结核性淋巴结炎或冷性脓肿；②血管瘤或淋巴管瘤；③孤立性淋巴囊肿；④水囊瘤；⑤表皮样囊肿；⑥恶性肿瘤囊性变；⑦颈动脉体瘤；⑧迷走甲状腺；⑨神经纤维瘤；⑩动脉瘤；⑪脂肪瘤；⑫副胸腺等。

只要注意到上列诸多疾病存在的可能性，认真询问病史，细心地从临床表现与病理学检查方面予以探究，都是可以鉴别的。

(七)治疗

1.*非手术疗法*　采用各种腐蚀药物如碘酒、发烟硝酸、高浓度三氯醋酸等烧灼甚至电灼瘘管，试图使之封闭。或反复灌注造影剂，注入盐酸奎宁、25%水杨酸钠溶液等以冲洗瘘管。这些方法的疗效并不稳定，有的尚有腐蚀损伤瘘管周围的血管、神经之虞，故只应作为不宜手术或暂缓手术患者的姑息疗法。

2.*手术疗法*　手术彻底切除瘘管或囊肿是唯一有效的根治方法。已有感染者应在炎症控制后施行手术。对于无症状的幼儿甚至成年患者可先注意观察，不必急于手术。关于第1鳃裂瘘管或窦道应该遵循的主要治疗原则：①反复出现感染的病例，应在下次感染出现之前或瘢痕形成之前尽快予以切除，否则手术时将会遇到困难与危险，如损伤面神经等；②手术切口应考虑到既利于全部切除病变，又便于暴露与辨认面神经主干或与其有关的主要分支；若能应用神经刺激器，更有助于面神经的辨认与定位；③儿童的鳃裂囊肿常伴有瘘管或窦道，应予一并切除；④如瘘管或窦道伸展到外耳道时，邻近的外耳道皮肤与软骨也需相应切除；⑤必须注意到第1鳃裂畸形有侵及中耳的可能，手术医师应熟悉中耳解剖，掌握中耳成形技术。以上有些治疗原则可参照应用于第2、第3、第4鳃裂瘘管及囊肿的手术治疗。先天性颈侧囊肿的切除和一般颈侧良性肿瘤的手术方法相同，通常分离较易，但因其可能具有残余窦道，有时通向扁桃体区，必须一并去掉，方能取得根治效果。常用的颈侧瘘管及窦道手术切除步骤如下。

(1)麻醉:全身麻醉或局部浸润麻醉均可,但以气管内插管静脉复合麻醉为佳。

(2)注入染料等标记溶液或标记物示踪瘘管:一般可在手术开始前(或在术前1h左右)用钝针头插入外瘘口,注入少量的亚甲蓝液或甲紫液,便于术中追踪瘘管。亦可注入特种石蜡油,使瘘管较为实硬,以便分离解剖。还可应用快速硬化聚合物注入瘘管内,有利于追踪与解剖瘘管。此种聚合物系由粉剂与硬化液按比例临时配制而成,在稍高于体温的条件下注入瘘管或囊肿3~4min即变硬,呈蓝色,不粘住管壁或囊壁,对组织无刺激性;注入前应以生理盐水冲洗瘘管或抽出囊肿内液体。

(3)切口:表浅而较短的耳颈瘘管可沿其行程作纵切口。对于较深而较长的颈侧瘘管,可视瘘管外口高低,在同侧颈部采用2~3个阶梯式横切口。在瘘管外口周围皮肤处作一横向的梭形、菱形或椭圆形短切口,以便切除瘘口。第2横切口约位于舌骨与外瘘口联线中点的高度,便于暴露分离瘘管中段。第3横切口位于舌骨上方,由此分离瘘管上段直达咽壁(扁桃体窝处)。如外瘘口位置较高,亦可只作两个横切口。这种分段横切口符合颈部皮纹走向,愈合后不致因瘢痕形成过度影响美观或引起牵拉不适感;术中可在直视下暴露、分离与追踪瘘管,有利于防止损伤颈部的大血管和神经。

(4)逐段分离瘘管:①在第1切口处横向环切外瘘口皮肤,稍加分离后即以组织钳夹住瘘管下端(包括环切的周围组织);②轻轻提起下端,自第1切口紧贴瘘管向上追踪分离;外瘘口至胸锁乳突肌前缘一段分离通常较易;③在瘘管中部作第2横向皮肤切口(或自第1切口处追踪分离瘘管直至难以再向上分离时,即于该处作第2皮肤横切口),将已分离的瘘管下段自第2切口处牵拉出来;④经第2切口继续向上分离瘘管达颈动脉分叉处,瘘管常在颈内动脉与颈外动脉之间穿过,并与这些大血管可有轻重不一的粘连,邻近还有颈内静脉、迷走神经及舌下神经等;故须在明亮的直视下认清解剖关系,细心分离瘘管,避免损伤重要的血管、神经组织;⑤较常见的第2鳃裂瘘管一般在二腹肌后腹之下进入深处,穿过口咽侧壁到达扁桃体窝。此时如追踪瘘管遇到困难,可在瘘管上部作第3横向皮肤切口,以便较直接地观察分离瘘管上端直达咽壁内口处。

(5)切除瘘管末端及处理内瘘口:当分离瘘管接近咽腔内口处时,助手可用手指伸入咽腔将扁桃体窝或内口处的咽壁向外顶起,以便追踪分离与切除紧靠内口处的瘘管末端,并以丝线或肠线在距咽壁2~3mm处加以结扎、切断瘘管,缝合咽口。有时可将瘘管经扁桃体窝牵入口内,自口腔内予以结扎、切断。扁桃体切除有利于根治颈侧(第2鳃裂)瘘管,可于瘘管切除术前、术后或同期施行手术。

(6)清理术腔、缝合切口：可用消毒生理盐水彻底冲洗术腔，清除所有可疑的上皮组织，以肠线分层间断缝合皮下组织，皮肤切口以丝线间断缝合。创口内置放一细长引流管，自第1切口引出。

(7)术后处理：术后使用足量抗生素以预防感染。伤口置放的引流管可于24h后拔除。同时施行扁桃体切除术者，应用漱口剂清洁口咽腔。进软质饮食。术后第7～第8日拆线。

此外，有时可沿胸锁乳突肌前缘作切口，追踪分离瘘管。尤其对瘘管反复感染或多次手术，颈部已有瘢痕形成者，可于瘘管外口环切，找到瘘管管道后，根据瘘管走向，沿胸锁乳突肌前缘向上延长切口，探查瘘管，寻找内口。术中必须看清瘘管标志，避开重要的血管和神经，细心分离，切忌盲目从事。

笔者所在科室收治的6例第2鳃裂瘘管及1例第3鳃裂瘘管之长度为6～14cm，平均为9.2cm。2例(3侧)沿胸锁乳突肌前缘作切口；其余5例皆为颈侧阶梯式切口，内有4例仅作两个平行横切口即够用，仅1例(第3鳃裂瘘管)须作第3横形切口。1例双侧性第2鳃裂瘘管后期施行了两侧扁桃体切除术。5例术后随访5～17年，平均为10年，未见复发。

第三节 颈动脉瘤

一、病因

常见由动脉硬化、创伤、细菌感染、梅毒或先天性动脉囊性中层坏死所引起的动脉壁损害变薄，在血流压力作用下逐渐膨大扩张，形成动脉瘤。颈动脉瘤可发生在颈总动脉、颈内动脉、颈外动脉及其分支。由颈动脉硬化所致者，多发生在双侧颈动脉分叉处，由创伤所致者多位于颈内动脉，颈外动脉较少见。

二、临床表现

主要症状为发现颈部肿块，有明显的搏动及杂音，少数肿块因瘤腔内被分层的血栓堵塞，搏动减弱或消失。发生在颈总动脉、颈内动脉的动脉瘤可影响脑部供血，瘤体内血栓脱落可引起脑梗死，患者可出现不同程度的脑缺血症状，如头痛、头昏、失语、耳鸣、记忆力下降、半身不遂、运动失调、视力模糊等。瘤体增大压迫神经、喉、气管、食管，可出现脑神经瘫痪、Horner征、吞咽困难、呼吸困难等。

三、诊断

肿块位于颈侧部，有明显搏动及收缩期杂音，压迫肿块近心端动脉时，搏动减弱或消失，即可做出诊断。但遇肿块搏动及杂音不明显者，诊断较困难。DSA 检查对确定诊断具有重要意义。由于动脉瘤形成的原因不同，DSA 显影也略有不同。先天性动脉瘤，瘤体一般较小，自绿豆到黄豆大小，呈囊状，有蒂与动脉干连接；动脉硬化形成的动脉瘤可见到瘤动脉纤细弯曲，动脉腔变窄或粗细不均，瘤体呈梭形；外伤性动脉瘤为囊性或多房性构成。近年来，应用磁共振血管显影（MRA）诊断动脉瘤的价值日益受到重视。MRA 是一种无创性检查方法，患者可免于动脉或静脉穿刺之苦，MRA 诊断动脉瘤较 DSA 更具优势。

四、鉴别诊断

颈动脉瘤与颈动脉体瘤的鉴别，前者为膨胀性搏动，常伴杂音.压迫颈动脉近心端，肿块明显缩小，搏动及杂音减弱或消失。而后者为传导性搏动，DSA 显示颈动脉分叉增宽，并日见肿块将颈动脉分叉推向前。

五、治疗

颈动脉瘤除瘤体堵塞血管，或血栓脱落引起脑梗死，影响脑供血外，更为严重的并发症是瘤体增大破裂，引起致死性大出血，故颈动脉瘤一旦确诊，宜尽快手术。根据瘤体大小及部位采取不同的手术方式。①较小囊性动脉瘤：游离瘤体，于颈部放置钳子，切除瘤体，缝合。梭形动脉瘤，可切除动脉瘤及病变动脉后，作动脉端端吻合，必要时用人工血管或同种动脉替换切除的动脉。②夹层动脉瘤：切除病变动脉，用人造血管重建血流通道。对于高龄、严重心血管疾病无法耐受手术者，可行介入治疗。

第四节 颈动静脉瘘

一、病因

颈动静脉瘘分为先天性和后天性。先天性者为胚胎发育过程中，动脉与静脉间保留不正常的通道，即形成了动静脉瘘，此型较为少见。后天性者较多见，多由钝器、刺伤、高速子弹引起，医源性因素亦可引起。上述创伤如引起相邻的动、静脉在同一平面受损后，由于动、静脉之间压力差较大，彼此吸附在一起形成直接瘘。若动、静脉创口不能直接对合，而在二者之间形成血肿，血肿机化后形成贯通动、静脉之间的瘘，则称间接瘘。

二、临床表现

先天性者，常伴有胎痣，在婴幼儿时期无任何症状，多表现为局限性隆起或扩散性病变，至青春期病变发展，表现局部隆起。可触到震颤，有时还能听到血管杂音，局部皮肤温度增高。后天性者，其特殊症状为搏动性耳鸣，“嗡嗡”声、“嗞嗞”声或高音调嘈杂声，常影响睡眠，压迫颈总动脉可使耳鸣减轻或消失。其他症状为头痛、头晕、错觉、谵妄、视觉及听觉障碍、反复口腔及鼻腔出血等。心血管系统的症状视动静脉瘘的大小及距离心脏远近而定。远离心脏的小的动静脉瘘无明显症状，靠近心脏的大的动静脉瘘可引起动、静脉及心脏明显改变，即动脉收缩压无明显变化，舒张压下降，脉压增大，动脉供血减少，心率增快，心排血量及血容量增加，瘘口远近两端静脉压升高，皮肤温度增高，久之引起心脏扩大，最后导致心衰。局部重要的体征为杂音及震颤，肿块处可听到粗糙的咆哮音，收缩期明显，舒张期逐渐减弱，杂音沿受累血管传导，瘘愈大，杂音愈明显。触诊可触及连续粗糙震颤。用手压之，杂音及震颤均消失。

三、诊断

出生后或外伤后颈部出现肿块，有明显的杂音及震颤，即应考虑为颈动静脉瘘。静脉压及静脉血氧测定发现浅静脉压升高，静脉血含氧增高。DSA 检查可了解瘘口的部位及大小，有助于进一步明确诊断。

四、治疗

手术切除为主。原则是切除瘘，然后分别修复动脉和静脉。其他疗法如放射治疗及硬化剂注射，其疗效不佳，复发率高。

第五节 甲状腺结节

甲状腺结节是指甲状腺出现的局限性肿块。它是多种甲状腺疾病的体征之一，有时是甲状腺疾患的首要甚或唯一临床表现。甲状腺结节在人群中的患病率为 5%～50%。在美国成年人中甲状腺结节患病率为 4%～7%。一般而言，女性患病率高于男性，男女之比，从 1：1.2 到 1：4.3 不等。甲状腺结节的患病率随年龄增长逐步上升。B 超检查检出甲状腺结节率更高。超过 80 岁以上的老人几乎均存在甲状腺微小结节。有报道 820 例尸检中，甲状腺无结节者仅占 26%，甲状腺腺瘤占 33%，结节性甲状腺肿占 32%，甲状腺癌占 2.1%。甲状腺结节可以单发，也可以多发。常见的是单纯性结节性甲状腺肿、甲状腺腺瘤、甲状腺囊肿、亚急性甲状腺炎、慢性淋巴性甲状腺炎和甲状腺癌等，甲状腺结核和硬化性甲状腺炎较少见。部分结节可具有自主功能，或形成结节性甲状腺肿伴甲亢。不同性质的结节其处理原则不同。因此，判断结节的性质是十分重要的，以免造成误诊，给患者带来不必要的痛苦。

结节性甲状腺肿，亦称腺瘤样甲状腺肿。实际上是指地方性甲状腺肿和散发性甲状腺肿晚期所形成的多发结节。由于结节仅是一种形态表现，故临床上把单发和多发甲状腺腺瘤或腺癌伴单纯性甲状腺肿，以及 Graves 病病程较久而形成的结节也称为结节性甲状腺肿，但不是真正的结节性甲状腺肿。

一、病因和病理

结节性甲状腺肿是由于患者长期处于缺碘或相对缺碘以及易发生甲状腺肿物质的环境中，引起甲状腺弥漫性肿大，病程较长后，滤泡上皮由普遍性增生转变为局灶性增生。有的部分则出现退行性变，最后由于长期的增生性病变和退行性病变反复交替，腺体内出现不同发展阶段的结节而形成结节性甲状腺肿。

早期甲状腺呈组织增生的病理改变，滤泡增大，滤泡上皮增生呈立方状或扁平状，滤泡腔扩大，充满胶质。晚期含较多胶质的滤泡聚集形成大小不等的结节，结节与周围组织无明显界限，且组织形态亦无明显差别。有时可有轻度增生现象，一般不具包膜，但由于对周围组织的压迫，可有少量纤维组织构成的假包膜，多不完整。结节内常可见滤泡相互融合形成的胶性囊肿。有的结节可发生出血、软化、坏死或钙化。

结节性甲状腺肿患者，部分结节可出现功能自主性而产生甲亢，称毒性多结节性甲状腺肿或 Plammer 病；有些结节性甲状腺肿，由于上皮细胞的过度增生，可以形成胚胎性癌或乳头状腺瘤，并可进一步恶化成甲状腺癌。此时与甲状腺腺瘤或癌合并单纯性甲状脓肿难于区别。其临床和病理特征，以及处理原则均同甲状腺肿瘤。

Graves 病早期，甲状腺弥漫性肿大，病程较长者可出现结节性肿。结节多为滤泡上皮细胞局灶性过度增生所致。偶可见结节出血、坏死、钙化和囊性变。

二、临床表现

患者有长期单纯性甲状腺肿的病史，青少年很少有结节的形成，随着年龄增长，发病率逐渐增加，50岁达高峰。女性多于男性，男女发病比例1∶(7～9)。患者多数无自觉不适，肿大明显者可有压迫症状，出现呼吸困难、吞咽困难和声嘶等。甲状腺呈普遍性增大，质地不均匀，呈小叶状，或见表面大小不等的圆形突起，结节或肿块的边界不清，无典型的孤立结节，这是与腺瘤的鉴别要点；结节性甲状腺肿病情进展缓慢，结节的大小、数量和形态可在相当一段时间内维持不变。结节性甲状腺肿发展为Plammer病时，可出现甲亢症状，结节内血管破裂出血，可造成甲状腺突然增大，伴明显的局部疼痛和压痛，结节迅速增大，出现周围器官压迫症状和淋巴结肿大时，应考虑恶性变的可能。

三、诊断和鉴别诊断

（一）鉴别甲状腺结节的性质

主要依靠病史、体查、化验检查、放射性核素扫描及B超等影像检查以及病理学检查。一般非肿瘤性结节通过详细地询问病史和认真的颈部检查，结合有关实验室和影像学资料等，常可以初步明确诊断，根据肿块对药物治疗的反应等，可进一步帮助诊断；而肿瘤的良、恶性鉴别则要困难得多，因此要特别注意以下诊断步骤，掌握不同表现甲状腺病的特点。

1.病史　认真询问病史，结合患者体征，确定是否为炎症性改变，其中主要是亚急性甲状腺炎。其特点是常有上呼吸道感染诱因，结节有自觉疼痛或触痛，而且伴发烧、乏力、多汗、烦躁等症状。在非急性期虽然不一定仍存在上述症状，但病程中有甲状腺结节伴上述症状的病史。进一步鉴别，可检查是否有血清蛋白结合碘升高和甲状腺摄^{131}I率下降的特征表现。放射线接触史，尤其是颈部和上纵隔曾接受过放射治疗者出现的甲状腺肿块，要警惕恶性肿瘤的可能，尤其是儿童和幼儿期疾病。甲状腺癌术后残留腺体的再发肿块，首先应考虑甲状腺癌复发。

2.家族史　散发结节性甲状腺肿和甲状腺腺瘤无明显家族发病倾向，但甲亢和甲状腺癌尤其是髓样癌，则有一定的家族遗传倾向。此外家族人员的饮食卫生习惯，尤其是食物和药物摄入等，也可能在其中起一定作用。

3.年龄　年龄是影响甲状腺癌的重要因素；20岁以下与60岁以上甲状腺结节患病者，更可能患甲状腺癌。虽然女性甲状腺结节患病率远高于男性，但男性甲状腺癌的患病率比女性高出2～3倍。据文献报道，15岁以下儿童甲状腺肿块恶性率达50%。一般资料显示:年轻人甲状腺癌的分化较好,而中老年人的甲状腺癌分化程度较低,特别是未分化癌,大多发生在60岁以上的老人。

4.性别 性别与甲状腺癌发生率和恶性程度密切相关。尽管甲状腺癌的人群发病率在女性明显高于男性,但男性甲状腺单发肿块中癌的发生率为女性的3～6倍,而且以髓样癌和未分化癌较多,一般生长较快,病史较短;而女性甲状腺癌多为分化型,发展缓慢,病史较长。

5.肿块生长情况 如既往甲状腺正常,突然发现甲状腺肿块,或存在多年的甲状腺肿块短期内迅速增长,都应考虑癌的可能性。甲状腺腺瘤内出血也可短期内明显增大,但常有剧烈咳嗽或重体力劳动等诱因,且常伴病变部位胀痛不适。

6.甲状腺肿块伴发症状 甲状腺肿块同时伴有腹泻、心悸和面部潮红、血钙降低等表现,特别是有甲状腺癌或与其他类型综合征家族史者,应警惕髓样癌可能。

7.甲状腺结节伴明确或亚临床(SISH降低)的症状 甲亢常提示结节为良性。但也有Graves病甲亢伴随甲状腺癌的报告,罕见,常为冷结节。淋巴细胞性(桥本氏)甲状腺炎虽可发展为甲状腺淋巴瘤,但很罕见,多见于老年妇女,甲状腺突然迅速增大,常伴有局部压迫症状。

(二)体格检查

甲状腺肿块常是甲状腺疾患的首先临床表现。但也有少数甲状腺癌的患者甲状腺肿块并不明显,而以颈淋巴结、肺、骨骼等的转移癌为突出表现。因此,当颈部、肺部、骨骼等有原发灶不明的转移癌存在时,应仔细检查甲状腺。

体查触诊甲状腺肿块时,如肿块光滑、有弹性,肿块在手指下轻快滑移,且滑动度较大者,常为良性肿瘤;而恶性肿瘤则一般质硬而且不均匀,呈结节感,形态不规则,固定、吞咽时上下活动度差,或者伴有侵犯周围结构的表现,如侵犯喉返神经引起声音嘶哑,侵犯或压迫颈交感神经结引起霍纳综合征,致耳、枕、肩等部位疼痛,或者局部伴有硬而固定的淋巴结等。但这些伴随表现多发生于晚期,须注意的是慢性甲状腺炎也可压迫气管、食管等周围结构,引起轻度呼吸困难或吞咽障碍,但其甲状腺肿大一般为弥漫性,多为双侧对称性,也可为单侧,质地常坚硬如石,边界清楚,轮廓分明,TGA、TMA等可明显异常;至于伴有钙化或囊内出血的甲状腺结节或甲状腺瘤,有时与甲状腺癌无法鉴别,此时需进一步依赖影像学,特别是组织学资料判断鉴别。

(三)影像学资料

随着科学的进步,各种影像学材料的改进以及图像处理技术的提高,使影像学资料在甲状腺肿块的鉴别诊断中的作用越来越重要。目前临床上常用的影像学检查有以下几种。

1.*放射性核素扫描* 放射性^{131}I扫描是最常用的核素扫描之一，它对甲状腺肿块的定性作用仅表示该肿块有无摄碘和浓集碘的功能，根据肿块的不同摄碘状态，将其分为热结节、温结节、凉结节、冷结节。尽管在各类“结节”中甲状腺癌的发生率各家报道不尽一致，但由热到冷，癌的发生率逐渐增加。“热结节”几乎均为良性病变，可见于甲状腺腺瘤和部分结节性甲状腺肿，有报道温结节甲状腺癌的发生率为2%；而冷结节和凉结节两者均可见于甲状腺囊肿、甲状腺腺瘤、甲状腺囊性腺瘤、甲状腺癌、结节性甲状腺肿以及甲状腺炎性病变等。一般认为，单发的甲状腺“冷结节”恶性可能性大，通常为20%。

(1)甲状腺放射性核素血管显影(RNA)：当“冷结节”经RNA显示无血供或血供很差，则为囊性或腺瘤囊性变；相反，若血供丰富，尤其当“结节”放射性强度高于颈动脉，结节又为细胞丰富的实质性肿块时，则多为恶性。有资料显示：经RNA显示血供丰富的“冷结节”的恶变概率为55%。

(2)亲肿瘤显像剂如Se、Cs、Ga等扫描：这几种核素对甲状腺癌并无特异的亲和力，但由于良性肿瘤常有退行性变、囊性变、中心栓塞或出血等改变，致使Se等核素不被浓聚，而细胞丰富的恶性肿瘤则表现为核素浓聚。

(3)荧光甲状腺扫描：甲状腺荧光扫描图反映的是甲状腺组织中稳定性碘的分布，因此，当放射性核素^{131}I等显像为“冷结节”，而荧光扫描的碘填充，则良性可能性大，反之，如仍为冷结节，则提示恶性可能性大。

2.*B超检查* 在超声诊断应用于临床之前，核素扫描一直是评价甲状腺形态及功能的主要方法。Fujinloto等首次报道有关甲状腺疾病的超声诊断研究结果以后，超声检查在临床上得到广泛应用，并积累了大量的临床经验。通常B超对诊断甲状腺肿块囊性、实质性及混合性等性状具有肯定价值。此外甲状腺B超检查还可探测甲状腺肿块的部位、大小、数目和邻近组织的关系、淋巴转移等。甲状腺肿块的囊、实性对甲状腺肿块的良、恶性判断有一定帮助。

实性结节较囊性结节的发生率高。一般认为，实性结节中恶性者为20%，而囊性结节为2%～3%。甲状腺肿块数目对鉴别良、恶性有一定参考价值。通常认为孤立结节的恶性概率高，为10%，而多发性结节仅2%。B超对甲状腺肿块钙化和包膜情况的检测准确率也较高。甲状腺肿块在超声图像上表现出的质地、边界、形态特征及包膜、钙化情况等是鉴别良恶性的主要依据。一般认为，良性肿瘤主要表现为均质性(大部分)、低回声或等回声肿块，因其为非浸润性生长，故边缘整齐有完整包膜(但可厚薄不一)，肿瘤可呈实质性、囊性或混合性，可伴发片状或环状钙化；而恶性肿瘤主要表现为非均质、低回声，因其呈浸润性生长，故常可无包膜回声或部分无包膜，且肿瘤边界不清，可见蟹足样浸润，有时也可见到不规则液性区（液性区内也可有不规则突起）和钙化灶（常为细小散在钙化灶）。有报道甲状腺乳头状腺癌组织内囊腔形成者可达45％～60％（囊性腺癌），占甲状腺癌的30％～50％。Hammer报道48例甲状腺癌中有35例病理发现囊腔在1cm以上。Rosent报道60例甲状腺囊性结节中，恶性病变占32％。甲癌中钙化形成者亦可达46％。鉴于甲状腺肿块继发性改变较多，声像图表现多种多样，故甲状腺肿块的B超误诊率较高。据报道，B超检查良性肿瘤符合率较高，可达80％～90％，而甲状腺癌的误诊率可高达40％～60％。湖南医科大学附属湘雅医院B超室统计近年33例经手术病理证实的甲状腺癌，术前B超定位准确率、物理性质准确率均为100％；而对病理性质确诊率仅为42％，病理性质待定18％，误诊率达40％。

3.X线摄片与甲状腺淋巴管造影　颈部X线摄片除可了解肿块与周围器官如气管、食管的关系外，重点应注意甲状腺内有无钙化及钙化的特点。甲状腺肿块内如有钙化，而且钙化影边界清楚、边缘锐利、密度较高且均匀，呈斑片状、弧形或环形，说明肿块内有囊性变，多为良性肿块。而恶性病变的钙化影较淡薄，呈云雾状或细小颗粒状，边界模糊不清、不规则，且主要见于分化良好的乳头腺癌和滤泡状癌。

甲状腺腺体内有丰富的毛细淋巴管网，其管壁通透性大于毛细血管。因此，当造影剂注入甲状腺实质内后，大部分由淋巴管吸收，而使甲状腺显影。通常甲状腺腺瘤表现为圆形或卵圆形充盈缺损，轮廓清晰，边缘整齐，与正常甲状腺组织间有一透亮带，在甲状腺囊肿或甲状腺腺瘤囊性变者，尚可见到薄而光滑的液平面；结节性甲状腺肿可见到多个大小不等的充盈缺损，并可伴以“气泡样”改变；而甲状腺癌的轮廓不整齐，充盈缺损呈不规则性。边缘毛糙如虫蚀状，缺损区呈“毛玻璃样”或“羽毛状”样改变，有时可见到“小岛状”造影剂渗入，正常的淋巴网结构消失。甲状腺癌由于缺乏特征性临床表现及影像学改变，术前正确诊断较为困难，文献报道术前误诊率高达33.4％～45.8％。为进一步明确诊断，需借助穿刺组织学或细胞学以及快速切片等病理检查。

4.组织细胞学检查

（1）穿刺组织学或细针抽吸细胞学（FNA）检查：历史上，同位素扫描曾作为甲状腺结节的首选检查。冷结节增加恶性病变的危险，热结节可排除癌。然而，大量材料表明冷结节中仅有10％～15％可能是恶性，而温结节中也有10％的可能为恶性，热结节并不能绝对排除恶性。同位素扫描缺少特异性和精确性，不能很好地鉴别结节的病变性质。同时，同位素扫描使患者接受相当量的放射性物质。因此，近年来国外已用 FNA 取代同位素扫描，作为首选检查。经皮肤甲状腺肿块穿刺组织细胞学检查，操作简便，损伤小，术后不留瘢痕，阳性结果有肯定意义，诊断符合率高。但阴性结果并不能完全排除甲状腺癌的可能，因穿刺组织细胞学受取材部位的准确性及组织形态、数量等的影响，漏诊机会仍较大，有报道假阴性率为 10%～20%。根据各家报道，FNA 的精确性平均为 95%（85%～100%），特异性平均为 92%（72%～100%），敏感性平均为 83%（65%～98%），假阴性平均为 5%（1%～11%）。多数学者报道 FNA 没有假阳性，但也有个别报道高达 3%。但在 B 超、CT 引导下进行穿刺活检，以及有经验的病理医师的检查，无疑会有助于提高诊断的水平。

各家报道 FNA 失败率为 5%～15%。即上皮细胞数量太少，不能作出诊断。一张良好涂片至少含有 4 组质量良好的细胞群，每群至少有 10 个细胞。细针插入甲状腺后，必上下（若患者卧位）或前后（若患者坐位）穿刺 2～4 次，不要急于抽吸；不允许向侧面穿刺；若在针头接头处见血，立即拔出针头，停止操作；若针头接头处未见任何东西，方可缓缓抽吸。失败的原因常是抽吸过早、太快，或者忘记了 FNA 是一项需要耐心、实践和技巧的操作。据 Gharib 的经验，FNA 失败的病例，重复再次穿刺抽吸，可使 50%的病例获得足够诊断的细胞；若仍然不能获得足够的细胞，他主张在超声指导下将针刺入结节的实质性部分，做第三次 FNA。Cochand-Prillet 等报道用超声指导作 FNA，使失败率降到 3.8%。

若 FNA 的细胞学报告为良性，予以内科处理，包括单纯观察随访或给予左甲状腺素抑制治疗。若 FNA 的细胞学报告为恶性或可疑，应予手术治疗。根据手术切除标本病理学检查结果，再决定做甲状腺全切、次全切或单侧和峡部切除。当细胞学报告为滤泡细胞肿瘤时，测定 STSH，对指导进一步治疗有帮助。若 STSH 低于正常，提示为功能自主性腺瘤，进一步要作同位素扫描，证实是否为热结节。

（2）术中快速冷冻切片及术后石蜡切片病理检查：鉴于甲状腺癌的术前诊断困难，而且甲状腺癌可与各类甲状腺疾病并存，如甲状腺腺瘤的恶变率为 5%～25%；桥本甲状腺炎的甲状腺癌发生率为 5%～17%；结节伴甲状腺肿的恶变率为 5%～10%。因此，对于需手术治疗的甲状腺肿块不论术前诊断为良性或恶性病变，有条件者均应常规术中快速切片检查，以确定病理性质，指导手术方式，术中快速切片可了解完整切除的甲状腺肿块，较准确判定良恶性病变，但冷冻快速切片也可因切片质量以及甲状腺癌组织表现差异等的影响，而出现一定的假阴性（一般低于 5%，也有报道高达 29.8%者）。因此，除术中冷冻切片、快速病检之外，术后还需做常规石蜡切片。以进一步明确诊断，防止漏诊。

（四）与伴功能亢进的结节性甲状腺疾病的鉴别

患者的共同特点是有甲亢的临床表现和甲亢的实验室检查改变，临床上较容易确诊。

1.毒性甲状腺腺瘤　多见于中老年患者，甲亢症状较轻且不典型，多表现为心动过速，心律失常，消瘦或腹泻等。结节为单发，偶见多发，质中等，边界清楚，放射性核素显像为“热结节”，周围甲状腺组织不显像。

2.Plummer病　患者有多年单纯性甲状腺肿的病史，甲亢表现亦不典型，常有心律失常、心力衰竭、消瘦等。甲状腺弥漫性肿大，触及多个结节，边界不清，甲状腺无血管杂音。摄^{131}I率正常或升高，放射性核素显像为弥漫性显影，有多个局灶性浓集，TSH兴奋和甲状腺激素抑制，对甲状腺显像无影响。

3.Graves病　病程较长者，亦可出现多结节性甲状腺肿，患者有典型甲亢症状，常伴有突眼。甲状腺弥漫性肿大，触及多个边界不清的结节，甲状腺可闻及血管杂音，甲状腺自身抗体阳性，摄^{131}I率增加，放射性核素显像为弥漫性肿大，放射性分布不均匀。

（五）与炎症性结节性甲状腺疾病的鉴别

1.亚急性甲状腺炎　多继发于上呼吸道感染后起病，患者有发热、多汗、心悸、烦躁等症状，甲状腺局限性肿大，呈结节状。结节具多变性，此消彼长，结节有自觉痛及触痛，血沉增快，TT_3、TT_4升高，摄^{131}I率下降，放射性核素显像放射性分布不均，糖皮质激素治疗效果显著。

2.桥本病　多见于中青年女性，起病缓慢，早期可呈轻度甲亢症状，晚期常表现为甲减，甲状腺多为弥漫性肿大，质地韧而有弹性感，表面光滑或颗粒状，有时呈小叶状，偶可触及结节。TGA和TMA阳性，且滴度较高。组织学上有大量的淋巴细胞浸润。

3.硬化性甲状腺炎　临床罕见，发病缓慢，病变可限于一叶或整个甲状腺，病变部分坚硬如石，表面不平，常与周围组织粘连而固定，并产生压迫症状，如呼吸困难、吞咽困难、声嘶等，组织学上为致密纤维组织增生。

（六）与多发甲状腺肿瘤的鉴别

结节性甲状腺肿患者年龄较大，病史较长，甲状腺弥漫性肿大，呈小叶状或多个大小不等的圆形突起，边界不清。甲状腺制剂治疗，腺体呈对称性缩小。多发甲状腺肿瘤，甲状腺呈非对称性肿大，可触及多个孤立性结节。如合并单纯性甲状腺肿，腺瘤结节边界亦较清楚，质地较周围组织略坚韧，甲状腺制剂治疗，腺体组织缩小，结节反而更加突出。

（七）与孤立性结节的鉴别

孤立性结节是指界限清楚的结节，可单发或多发。常见于甲状腺腺瘤、甲状腺囊肿或甲状腺癌。甲状腺囊肿经超声波检查，即能明确诊断。而甲状腺腺瘤和甲状腺癌所引起的结节，鉴别极为困难，临床表现和辅助检查仅起提示作用，最后的确诊往往需要手术后组织学检查。

提示结节为甲状腺腺瘤：①病史较长，结节生长缓慢。②结节呈圆形、椭圆形，表面光滑，边界清楚，质地较正常甲状腺组织略坚韧，无压痛。③常出现退行性变。④无侵袭症状，无颈淋巴结肿大。⑤放射性核素显像多为“温结节”，也可为“凉结节”。⑥淋巴造影见边缘规则的充盈缺损，周围淋巴结显影。

提示结节为甲状腺癌：①头颈部和上胸部有放射线照射史。②结节形状不规则，边缘不清，表面不平，质地较硬，肿块活动受限，基底固定。③结节增大较快，或有长期甲状腺肿大，近期迅速增大变硬。④伴有侵袭症状，如声嘶、呼吸困难、吞咽困难。⑤有颈部淋巴结肿大。⑥甲状腺放射性核素显像为“冷结节”，而硒蛋氨酸扫描阳性。⑦淋巴造影见边缘粗糙的充盈缺损，颈淋巴结不显影。⑧超声波检查结节无明显包膜，边界不清，内部呈实质性衰减暗区。⑨长期腹泻，无脓血便，常伴面部潮红或多发性黏膜神经瘤，阵发性高血压，血清降钙素、血清素升高，血钙降低，提示甲状腺髓样癌。

结节性甲状腺疾病的计量鉴别诊断法：临床上表现为结节性甲状腺肿而不具功能亢进的甲状腺疾病主要有结节性甲状腺肿、淋巴性甲状腺炎、甲状腺腺瘤和甲状腺癌。根据病史和甲状腺局部表现，以及甲状腺放射性核素显像、淋巴造影和超声波检查等，多数患者都可以作出合理诊断。但由于上述临床表现和辅助检查无特异性，不少患者仍难于确诊。为帮助临床医师提高诊断的正确性，学者分析已经病理检查确诊的甲状腺癌 12 例，单纯性甲状腺肿 121 例，甲状腺瘤 126 例和淋巴性甲状腺炎 16 例。经数学方法处理，制成甲状腺肿的计量诊断指数。并对上述 385 例甲状腺疾病进行分析，其计量诊断结果较术前的临床诊断率均有明显提高。计量诊断方法是将某一具体病例的各个证候在指数表中找出所对应的诊断指数，各指数量加起来，最大者即为可能性最大的诊断。

结节性甲状腺肿患者，其结节属单纯结节还是腺瘤或恶性肿瘤，临床上难于鉴别。边界清楚，只能提示腺瘤的可能性大。结节性甲状腺疾病的正确诊断，主要根据详细的病史，体格检查和实验室检查，必要时需手术探查行开放性组织活检，才能作出最后诊断。

四、治疗

1.实质性单结节　对于良性单结节的处理，意见分歧，从用甲状腺素抑制治疗，到每6～12个月再做一次FNA及单纯观察随访。对应用甲状腺素(T_4)抑制治疗，文献上有争论。多数人认为T_4治疗不能有效地使结节缩小。Burch报道甲状腺缩小者不到20%，而50%的患者可自发地缩小，因此，难以鉴别T_4的效果。同时，长期T_4抑制治疗可引起亚临床甲亢，对心脏有不利影响，如心动过速、房性心律不齐、心脏增大、心脏舒张期缩短等，还可促进骨质疏松。因此，不主张用T_4作为常规治疗。若用T_4随访治疗，要使STSH控制在0.1～0.5mIU/L。

2.多结节甲状腺肿　传统上认为发生癌的机会要比单结节的少(有人报道为5%～13%比9%～25%)。现在用高分辨力的超声检查发现许多扪诊为单结节者实际上是多结节，如Tan等报道在151例初诊为单结节者，用超声检查半数至少另外还有一个结节，这种扪不到的结节直径常小于1.5mm。临床上多结节甲状腺肿的手术概率要比单结节少得多。因此，现在认为两者间癌的发生率没有多少差别。

对多结节甲状腺肿的处理首先要排除恶性，分析甲状腺功能，测定甲状腺大小和评价局部症状。STSH降低提示甲亢。扫描或CT可明确甲状腺的大小。要选突出的、生长快的、硬的或固定的结节作FNA细胞学检查，如为恶性或可疑，应予手术。若为良性，应每年随访1次。若有甲亢或局部压迫症状或影响美容宜选手术治疗。小的非毒性的多结节甲状腺肿用内科治疗，但老人、STSH＜1.0mIU/L者不宜用T_4。Plummer病也可用^{131}I治疗。

3.功能自主性结节(热结节)　临床上大多数甲状腺功能是正常的，25%为甲亢，可选手术、^{131}I治疗。近来有人在超声指导下局部注射无水酒精治疗429例(毒性242例，非毒性187例)，每2～12周注射1次(中位数4周)，共注射2～50mL(中位数16mL)，每次1～8mL。12个月后，74%的患者生化正常。治愈率90%(结节变小，容量＜15mL)，无甲亢复发，不良反应有局部疼痛、高热、血肿、声带麻痹。

4.放射结节　头颈部接受放射治疗者易发生甲状腺癌，放射后早至5年、晚至30年都可发生。常为多中心，90%以上为乳头状或滤泡细胞混合癌。头颈部接受放疗的人多数不引发甲状腺癌，也有发生良性病变的。因此。若颈部触诊无异常，仅需随访观察，甲状腺出现结节，先作FNA。恶性和可疑恶性者手术。良性或弥漫性肿大者主张用T_4。手术后终身用T_4，要求STSH降到0.05～0.1mIU/L。

5.囊肿　良性或恶性退行性变皆可形成囊肿，纯甲状腺囊肿罕见。由于囊液很难得到足够的细胞，因此许多作者主张凡持续或复发的混合性囊肿应予切除，囊肿直径大于 3cm 者癌的机会更大，用 T_4 抑制治疗对囊肿无效。有人主张用注射酒精等硬化剂治疗，有人反对，认为只会延误对恶性病变囊样退行变认识的时机。

6.摸不到的结节（意外结节）　近年来由于影像学（B 超、CT、MRI）的进展，在作其他检查时，意外地发现了小的摸不到的甲状腺结节，因此叫“甲状腺意外瘤”，一般直径＜1cm，偶尔因位于深部或甲状腺后面，直径 2cm，但摸不到，多见于老年人，一般无甲状腺病史，也无甲状腺癌的危险因素，性质为良性。结节＜1.5cm，又无甲状腺癌危险因素者，只需随访观察。若＞1.5cm，或有颈部放射史或超声检查怀疑恶性，在超声指导下作 FNA，后根据细胞学结果，再进一步处理。据报道在这种非放射性的“意外瘤”中，无症状的恶性结节为 0.45％～13％（平均 3.9％、4.0％）。

7.一般结节性甲状腺肿　恶变率较低，为 5％～10％，手术后常造成永久性甲减，故多数主张非手术治疗，可选用中医药辨证治疗、中药局部外敷及局部硬化剂注射治疗。口服甲状腺制剂，以抑制 TSH 的分泌，减少它对甲状腺的刺激，使结节性甲状腺肿停止发展并缩小。对于非手术治疗效果不佳者，则应行手术治疗。手术指征：①结节性甲状腺肿较大，非手术治疗不佳或有压迫症状者。②结节迅速增大，或有颈淋巴结肿大，疑恶变者。③年龄愈轻，恶变机会愈多，特别是在非甲状腺肿流行区，应尽早手术。④合并甲状腺功能亢进者。

第六节　甲状腺腺瘤

一、概况

甲状腺腺瘤相当常见，多为非毒性腺瘤，女性多于男性，两者之比是(5～6)∶1。多发生在 30～50 岁，以 40～50 岁更为常见。患者多在无意中发现颈部肿物。受累甲状腺叶呈不均匀性肿大，肿物边界清楚，表面光滑，质地柔软，中等硬度，随吞咽运动而上下移动。生长缓慢，有出血时可迅速长大。一般无特殊不适感觉，不痛，部分患者可有压迫症状和吞咽异常的感觉。当腺瘤发生恶变或因瘤内出血致张力增高或有钙化时，质地变硬。一般药物治疗无效，故多采用手术切除治疗。甲状腺腺瘤很少引起甲状腺功能亢进，若伴有甲亢症状（甲状腺毒症）时称毒性腺瘤，但不伴发突眼，同位素扫描显示“热结节”。此种腺瘤需待甲亢症状缓解稳定后，方可考虑手术切除，否则易引起甲亢危象。也有人主张采用 ^{131}I 治疗，可使甲亢症状缓解，但结节不缩小，仍需再做手术治疗。

甲状腺腺瘤和结节性甲状腺肿在临床上都表现为甲状腺结节，很难鉴别。腺瘤一般单发，而结节性甲状腺肿为多发，且多是在弥漫性肿大的甲状腺基础上，形成大小不等的结节。毒性腺瘤和毒性结节也常互相混淆，难以区分，但在治疗上无多大区别。

二、病理变化

（一）滤泡型腺瘤

绝大多数甲状腺腺瘤是从滤泡上皮发生的，称为滤泡型腺瘤。

1.肉眼观察 肿瘤常为单发，也可多发。直径一般为1～5cm，大者可达10cm或如拳头大小，圆形或椭圆形，位于甲状腺中，包膜完整，与周围组织境界清楚。质较韧有弹性。切面、包膜常较薄，有时也较厚。实性，可含多少不等的胶样物质。瘤体中心部出现水肿、出血、软化，星芒状灰白色纤维化或瘢痕，还可见钙化、骨化。有些腺瘤形成大小不等的囊腔（囊性变）等继发改变，囊腔内多为黄褐色、淡黄色或紫色液体，囊壁为透明变性的结缔组织，常伴钙化。有时由于瘤细胞过度分泌，形成较大囊腔，腔内为淡黄色或棕褐色透明胶质，囊腔壁内侧衬以甲状腺滤泡上皮，称为囊腺瘤。

2.镜下 根据瘤组织结构不同，可分为以下几种类型。

（1）单纯性腺瘤：较少见。肿瘤组织由大量中等大小的滤泡构成，分化好，其滤泡的大小和形状与正常人滤泡相似。

（2）胶性腺瘤：又称大滤泡性腺瘤或称巨滤泡型腺瘤。肿瘤组织由大小极不相等的甲状腺滤泡构成。有些似正常人滤泡，但多数融合为大滤泡，腔内充满稠厚的胶质。衬覆滤泡的上皮细胞较小，呈立方形或扁平形，偶成低柱状。胞核无异型，无核分裂象。1/4的胶性腺瘤瘤细胞呈乳头状增生，形成短而简单1～2级分支的小乳头，突入滤泡中。被覆乳头上的上皮细胞为单层，无异型，间质少。若多数或许多滤泡融合，使腺瘤呈大囊腔，腔内充满胶质，则称为囊腺瘤。

（3）胎儿性腺瘤：又称小滤泡腺瘤。是最常见的滤泡型腺瘤。瘤细胞形成许多小滤泡，衬以立方上皮，胶质少或无。或构成实性上皮细胞团或呈小梁状排列，偶可见形成较大的滤泡。滤泡彼此相距很远，疏松散在。间质常为疏松水肿样纤维组织，常伴出血。瘤组织的结构类似胎儿期三四个月时的甲状腺。

（4）胚胎性腺瘤：又称梁状腺瘤。为滤泡性腺瘤中分化最差的一型。瘤细胞体积不大，多呈立方形或小圆形。大小较一致。胞浆少，淡粉染，胞核与一般正常甲状腺上皮细胞相似，居中，罕见核分裂象。瘤细胞常形成多数小滤泡，但见不到胶质，或呈条索状、小梁状结构。肿瘤边缘处滤泡或小梁结构排列紧密，而靠中央部则逐渐稀疏，肿瘤间质较少。瘤组织的结构类似胚胎6～8周的甲状腺。虽然此型是滤泡性腺瘤中分化最差的类型，但见不到滤泡共壁及侵犯脉管、神经和包膜。

(5)嗜酸细胞腺瘤：又称许特莱细胞瘤，占腺瘤的5%。瘤组织由嗜酸性粒细胞组成，瘤细胞大，多角形，胞浆丰富，充满嗜酸性颗粒。胞核大小形状都不太一致，染色质丰富，略深染，不整形，核分裂象罕见(称之为许特莱细胞)。瘤细胞呈条索状、小梁状、片块状排列或形成境界不清的滤泡结构。胶质极少或形成小乳头状结构。电镜下证实，嗜酸性粒细胞胞浆中的嗜酸性颗粒是丰富的扩张的线粒体，肿瘤间质少。

(6)不典型腺瘤：少见，仅占滤泡性腺瘤的2%～5%。瘤细胞比较密集，其形态、大小轻度不整，为梭形或小圆形。胞浆丰富，淡染或透明。核深染不规则，有一定的异型性，可呈奇形怪状，但染色质不粗，核仁不明显，核分裂象偶见，每平方厘米少于5～10个。瘤细胞呈实性条索状，片块状、巢状或囊状排列，一般不形成滤泡结构，或仅形成流产型无腔滤泡。无乳头结构，可见共壁现象。偶尔肿瘤由透明细胞或类似滤泡旁细胞样的淡染细胞组成。肿瘤间质少，无水肿。不见侵犯包膜和血管，亦不发生转移和复发。

(7)毒性腺瘤：又称毒性结节。临床出现甲亢症状，但无突眼。肿瘤由中、小滤泡构成。滤泡上皮肥大，增生，并呈乳头状突入腔内或形成小滤泡，胶质少。瘤细胞产生过多的甲状腺激素。

(二)乳头状腺瘤

少见，占腺瘤的0.5%。

1.肉眼　肿瘤体积小，直径数毫米至1～2cm。有完整包膜，常形成单个或多个大囊腔，称为乳头状囊腺瘤。腔内含黄褐色、棕红色液体或胶质。囊壁内表面可见颗粒状或乳头状突起伸向囊腔。

2.镜下　瘤组织为乳头状结构。乳头粗大，由囊壁向腔内生长，为一级或二级分支。乳头在切面上呈长形或略圆形，边缘钝，乳头间质内常含小滤泡，内含胶质。衬覆囊壁和被覆乳头的瘤细胞为单层，排列整齐，形态似正常甲状腺滤泡上皮，为立方形或高立方形，大小一致。胞浆淡染，较透明。胞核圆形，核浆比例小，无异型，核分裂象相对少见。瘤细胞排列疏松。乳头中央为纤维血管束。

三、鉴别诊断

1.甲状腺腺瘤　与结节性甲状腺肿两种疾病是病理及临床诊断中的一个难题。一般甲状腺腺瘤多为单发,有完整较厚的包膜,瘤细胞形态单一,由于腺瘤不断增大而挤压周围组织,并与周围组织中甲状腺形态不同,而结节性甲状腺肿则相反。

2.乳头状腺癌　乳头状瘤无浸润,乳头分支少而简单,上皮无异型,排列稀疏,无毛玻璃样核,无砂粒体,核分裂象少或无。而有上皮在乳头处堆集,细胞大小排列不规则,核大小及染色不一致,有砂粒体存在,即使无明显浸润,也能诊断分化好的乳头状腺癌。

四、治疗

甲状腺腺瘤治疗涉及诊断的可靠性和病因等问题。过去认为 TSH 的慢性刺激是导致甲状腺腺瘤增长的主要原因,甲状腺素可阻断其刺激而达到治疗目的。但治疗效果并非理想,因为并不能改变甲状腺腺瘤的自然病程,表明 TSH 刺激并不是导致甲状腺腺瘤增长的主要原因。在激素治疗中甲状腺腺瘤增大要警惕甲状腺癌可能。甲状腺腺瘤与甲状腺炎性疾病难以鉴别时,可试用激素治疗 1～3 个月。甲状腺单纯性囊肿可应用囊肿针吸注射治疗,利用刺激性药物造成囊内无菌性炎症,破坏泌液细胞,达到闭塞、硬化囊肿目的。常用硬化药物如四环素、碘酊、链霉素加地塞米松等。由于非手术治疗效果不确切,部分甲状腺腺瘤可以恶变为甲状腺癌,而手术切除效果确切,并发症少,所以多数学者推荐手术切除。腺瘤摘除可避免做过多的甲状腺体切除,便于基层开展,由于隐匿性甲状腺癌发生率日渐增多,可达 15.7%,加上诊断技术的误差,若仅行腺瘤摘除,手术后病检为甲状腺癌时则需再次手术,也要增加手术并发症。另外,腺瘤摘除手术后有一定复发率,尤其是多发腺瘤。因此,持腺瘤摘除观点者已逐渐减少。目前从基层医院转来需再次手术的患者看,在基层医院作腺瘤摘除的人不在少数。现在多数学者推荐做腺叶切除术,这样可避免因手术不彻底而行再次手术,腺瘤复发率极低。即使手术后发现为甲状腺癌,大多数情况下腺叶切除已充分包括了整个原发癌瘤,可视为根治性治疗。作者推荐同时切除甲状腺峡部腺体,如因多中心性癌灶对侧腺叶需要再次手术时,可不要解剖气管前区。折中观点认为,甲状腺腺瘤伴囊性变或囊腺瘤,发生甲状腺癌的可能性低,浅表囊腺瘤可行腺瘤摘除,而对实性甲状腺腺瘤则行腺叶切除。作者认为,不论怎样还是行保留后包膜的腺叶切除为宜。单侧多发甲状腺腺瘤行腺叶切除，双侧多发甲状腺腺瘤行甲状腺次全切除，多发甲状腺腺瘤也有漏诊甲状腺癌可能，应予注意。自主功能性甲状腺腺瘤宜行腺叶切除，因为有恶变成癌的可能。巨大甲状腺腺瘤并不多见，瘤体上达下颌角，下极可延伸至胸骨后，两侧叶超过胸锁乳突肌后缘。手术中出血多，操作困难，可能损伤周围重要结构。因此，手术中应注意：采用气管内插管麻醉，切口要足够大，避免损伤颈部大血管；胸骨后甲状腺的切除可先将上部切除，再将手指向外侧伸入胸骨后将腺体托出，直视下处理下极血管，切除全部腺体，可不必切开胸骨；缝合腺体背面包膜时不宜过深，以避免损伤喉返神经；对已存在气管软化、狭窄者，应做预防性气管切开或悬吊。巨大腺瘤切除后常规行气管切开，对手术后呼吸道管理颇有好处。妊娠期甲状腺腺瘤少见，除非必要手术，应推迟到分娩以后。

第七节 甲状腺癌

甲状腺癌在我国发病率较低，据国内文献报道，近年来发病呈上升趋势。李树玲教授报道，每年平均发病率为 1.49/10 万人口，男性为 0.9/10 万人口，女性 2.0/10万人口，占全部恶性肿瘤 0.86%。美国发病率较高，男性为 2.2/10 万人口，女性为5.2/10万人口，占全部恶性肿瘤 1.0%。甲状腺癌占所有癌症的 1%，在地方性结节性甲状腺肿流行区，甲状腺癌特别是低分化甲状腺癌的发病率也很高。据国际癌症学会资料统计，各国甲状腺癌的发病率逐年增加。甲状腺癌以女性发病较多，男女发病之比 1∶2.58，以年龄计，从儿童到老年人均可发生，但与一般癌肿好发于老年人的特点不同，甲状腺癌较多发生于青壮年，其平均发病年龄为 40 岁。

各种类型的甲状腺癌年龄分布亦异，在甲状腺恶性肿瘤中，腺癌占绝大多数，而源自甲状腺间质的恶性肿瘤仅占 1%。乳头状腺癌分布最广，可发生于 10 岁以下儿童至百岁老人，滤泡状癌多见于 20～100 岁，髓样癌多见于 40～80 岁，未分化癌多见于 40～90 岁。

一、病因

（一）分化型癌

病因尚不完全清楚，有众多因素与发病有关。

1.缺碘 地方性甲状腺肿多发地区的生育期年轻妇女发病率高，这是因为长期缺碘引起结节性甲状腺肿，发生甲状腺功能低下。年轻生育期妇女在妊娠期、哺乳期所需甲状腺素量增加，需碘量也相对增加，由于甲状腺反复增生、复原，因而易于形成结节，导致甲状腺功能低下。由于缺碘发生甲状腺功能减退，引起促甲状腺素（TSH）分泌增加，长期受 TSH 刺激而发生癌变。

2.放射线的致癌作用 被认为是放射线诱导细胞突变，并促进其生长，在亚致死量下，可杀灭部分细胞而减少甲状腺素（TH）分泌，反馈到脑垂体促甲状腺细胞后增加 TSH 分泌，促进具有潜在恶性的细胞增殖、癌变。动物实验证明，喂以甲状腺片，则可减少甲状腺肿瘤的发生。

3.遗传因素 Stoffer 报道，甲状腺乳头状癌的家族中，同患甲状腺癌者占 3.5%～6.2%，说明与遗传因素有关系。

4.雌激素的致癌作用 雌激素可影响甲状腺的生长，主要是通过调节脑垂体的 TSH 分泌，间接作用于甲状腺组织，促使脑垂体释放 TSH。当血浆中雌激素水平升高时 TSH 水平也升高，雌激素是否直接作用于甲状腺组织，目前尚不明确。乳头状癌组织 ER、PR 阳性率最高，证明是雌激素依赖性肿瘤，可以认为雌激素是通过受体直接作用于甲状腺组织。测定乳头状癌组织中有高含量的雌激素受体存在，认为雌激素有可能作为致癌因素之一。

5.良性肿瘤恶变 甲状腺腺瘤的恶变率为 7%～18%，甲状腺腺瘤的恶变还是个有争议的问题。DeGroot认为甲状腺腺瘤开始就是良性肿瘤，大部分甲状腺癌同样也是开始就是恶性肿瘤。结节性甲状腺肿长期受高水平 TSH 刺激癌变率为 4%～17%。部分学者认为是甲状腺癌的癌前期病变，不无道理，在临床上常见有两者并存的患者，一般危险性很小。原发性甲亢恶变率为 1.8%，可能血液中存在不受甲状腺素抑制的长效促甲状腺素、促甲状腺素样物质有关。甲状旁腺瘤与甲状腺癌共存发生率为 2%～11%，值得重视。乳头状癌合并鳞状上皮化生后可恶变成为甲状腺鳞状上皮癌。甲状腺癌周围存在局灶性慢性淋巴性甲状腺炎病变，可能为甲状腺癌免疫反应的结果。甲状腺癌的发生、发展是很复杂的生物过程，受不同癌基因、多种生长因子影响，这些因子对癌细胞各阶段生长、分化起调节作用，关于各类癌的特异基因正在深入研究中。

（二）甲状腺髓样癌

起源于甲状腺滤泡旁细胞、C 细胞，又称滤泡旁细胞癌、C 细胞癌。主要分泌降钙素，产生淀粉样物质，也可分泌具有生物活性的物质，如前列腺素、5-羟色胺、促肾上腺皮质激素、组织胺酶等。因为 C 细胞主要分布在甲状腺叶的上、中部，故病变也多数发生于这些部位。单发结节多见，圆形或椭圆形，瘤体大小不一，平均 3～4cm，呈实体性，质硬，局限，边界清楚，形状不规则，伴周围实质浸润，切面灰白或淡红色，包膜不完整，可伴有出血、坏死、钙化。癌细胞排列成实体性团块，偶见滤泡细胞,不含胶样物质。癌细胞呈圆形或多边形,体积稍大,大小较一致,间变轻,胞浆有嗜酸颗粒、深染,常见双核,散在核分裂象,间质有数量不等淀粉样物质,花红、刚果红染色皆阳性,可见淀粉样物质引起异物巨细胞,间质有钙沉积似砂粒体,常侵犯包膜、脉管。

(三)未分化癌

未分化癌生长迅速,早期即侵犯周围组织,肿瘤无包膜,切面呈肉色,苍白、出血、坏死。梭形细胞癌由大小不等的梭形细胞组成,并有畸形多核巨细胞;小细胞型由圆形或椭圆形细胞组成,核分裂象多见,并见形似乳头状、滤泡状结构,提示分化型癌可能会转变为未分化癌。小细胞癌与恶性淋巴瘤在组织学上易发生混淆,可以通过免疫过氧化酶染色作鉴别。一般认为未分化癌多发生自良性肿瘤或低度恶性癌。在未分化癌中甲状腺球蛋白、降钙素检测多为阴性,可与髓样癌、分化型癌相鉴别。可用细胞标志物免疫组化检测对恶性黑色素瘤、淋巴瘤作鉴别。

(四)甲状腺鳞状细胞癌

是由鳞状上皮在不典型化生的基础上演变而成的肿瘤。甲状腺是由内胚层分泌腺发育而来的器官,正常情况下为柱状上皮,在一定条件下发生鳞状上皮化生,鳞化细胞由滤泡上皮化生而来,可以恶变。胚胎残留的鳞状上皮组织是先天错构组织,鳃裂、甲状舌管在退化过程中也可以残留下来,这些细胞团移行于腺体可以恶变。腺体也可直接角化发展成癌。癌细胞具有较强的浸润性,生长较快,倍增时间短,可以发生淋巴、血行转移。切面呈灰白、淡黄色,界限不清,均有周围组织、器官侵犯。有角化株、大多角细胞、细胞间桥存在,有丝分裂多。角化可为单个细胞或细胞团块中的逐渐角化,也可由气管、食管的鳞状上皮细胞癌直接蔓延而来。

二、病理

由于甲状腺癌有多种不同的病理类型和生物学特性,其临床表现也因此各不相同。它可与多发性甲状腺结节同时存在,多数无症状,偶然发现颈前区有一结节或肿块,有的肿块已存在多年,而在近期才迅速增大或发生转移。有的患者长期以来无不适主诉,到后期出现颈淋巴结转移、病理性骨折、声音嘶哑、呼吸障碍、吞咽困难甚至 Horner 综合征才引起注意。局部体征也不尽相同,可以呈甲状腺不对称结节或肿块,肿块或在腺体内,随吞咽而上下活动。待周围组织或气管受侵时,肿块即固定。

(一)乳头状腺癌

是甲状腺癌中最常见的类型,占 70%。大小不一。一般分化良好,恶性程度低。癌组织脆软易碎，色黯红；但老年患者的乳头状癌一般较坚硬而苍白。乳头状癌的中心常有囊性变，囊内充满血性液。有时癌组织可发生钙化，切面呈砂粒样。上述囊性变和钙化与癌肿的恶性程度与预后无关。显微镜下见到癌瘤由柱状上皮乳头状突起组成，有时可混有滤泡样结构，甚至发现乳头状向滤泡样变异的情况。乳头状腺癌有完整的包膜，到后期同样可以穿破包膜而侵及周围组织，播散途径主要是淋巴道，一般以颈淋巴结转移最为常见，在80%的儿童和2%的成年患者可扪及淋巴结，其次是血行转移到肺或骨。

（二）滤泡状腺癌

较乳头状腺癌少见，占甲状腺癌的20%，居第二位，其患者的平均年龄较乳头状癌患者大。癌肿柔软，具弹性，或橡皮样，呈圆形、椭圆形或分叶结节形。切面呈红褐色，可见纤维化、钙化、出血及坏死灶。分化良好的滤泡状腺癌在镜下可见与正常甲状腺相似的组织结构，但有包膜、血管和淋巴管受侵袭的现象；分化差的滤泡状腺癌则见不规则结构，细胞密集成团状或条索状，很少形成滤泡。播散途径虽可经淋巴转移，但主要是通过血行转移到肺、骨和肝。有些滤泡状腺癌可在手术切除后相隔很长时间才见复发，但其预后不及乳头状腺癌好。

（三）甲状腺髓样癌

占甲状腺癌的2%～5%。此病由 Hazard 首先描述，具有分泌甲状腺降钙素以及伴发嗜铬细胞瘤和甲状腺增生的特点。髓样癌源自甲状腺胚胎的鳃后体，从滤泡旁明亮细胞（C 细胞）转变而来。滤泡旁细胞是来源于神经嵴的内分泌细胞，这些内分泌细胞具有一种共同的功能，即能摄取5-羟色胺和多巴胺等前体，并经其中的脱羧酶予以脱羧，所以也称为胺前体摄取脱羧细胞，简称 APUD 细胞。肿瘤多为单发结节，偶有多发，质硬而固定，有淀粉样沉积，很少摄取放射性碘。癌细胞形态主要由多边形和梭形细胞组成，排列多样化。

（四）甲状腺未分化癌

占甲状腺癌的5%，主要发生于中年以上患者，男性多见。肿块质硬而不规则，固定，生长迅速，很快弥漫累及甲状腺，一般在短期内就可浸润气管、肌肉、神经和血管，引起吞咽和呼吸困难。肿瘤局部可有触痛。显微镜下见癌组织主要由分化不良的上皮细胞组成，细胞呈多形性，常见核分裂象。颈部可出现淋巴结肿大，也有肺转移。该病预后差，对放射性碘治疗无效，外照射仅控制局部症状。

三、诊断

（一）临床分类及分期

根据 UICC 制定的第四次修订版国际临床分类及分期，本分类仅适用于癌，并需经组织学证实，以确定组织学类型。

1.分类　T——原发肿瘤

Tx　无法对原发肿瘤作出估计

T_0　未发现原发肿瘤

T_1　肿瘤限于甲状腺，最大直径≤1cm

T_2　肿瘤限于甲状腺，最大直径>1cm，≤4cm

T_3　肿瘤限于甲状腺，最大直径>4cm

T_4　肿瘤不论大小，超出甲状腺包膜

注：以上各项可再分为：①孤立性肿瘤；②多发性肿瘤。

N——区域淋巴结

Nx　无法对区域淋巴结作出估计

N_0　未发现区域淋巴结转移

N_1　区域淋巴结转移

N_{1a}　同侧单发或多个颈淋巴结转移

N_{1b}　双侧、中线或对侧颈或纵隔单个或多个淋巴结转移

M——远处转移

Mx　不能确定有无远处转移

M_0　无远处转移

M_1　有远处转移

2.分期

(1)乳头状癌或滤泡癌。45 岁以下，45 岁，或 45 岁以上

Ⅰ期　任何 T　任何 NM_0 $T_1N_0M_0$

Ⅱ期　任何 T　任何 NM_0 $T_2N_0M_0$

$T_3N_0M_0$

$T_4N_0M_0$

Ⅲ期　任何 T N_1M_0

Ⅳ期　任何 T　任何 NM_1

(2)髓样癌

Ⅰ期　$T_1N_0M_0$

Ⅱ期　$T_2N_0M_0$

$T_3N_0M_0$

$T_4N_0M_0$

Ⅲ期　任何T　N_1M_0

Ⅳ期　任何T　任何NM_1

(3)未分化癌:Ⅳ期　任何T　任何N　任何M(所有病例均属Ⅳ期)

(二)临床表现

患者常因颈前肿物就诊,多数为患者自己发现,少数是医师检查发现。少数患者甲状腺肿瘤恶性度较高,首先表现为转移性颈部淋巴结转移癌,而原发病灶不被发现。一般说来,单发结节较多发结节更有可能为恶性。儿童甲状腺结节50%以上有癌变可能性,男性恶性机会较女性高2倍以上。头、颈部X线照射后出现甲状腺结节35%～50%为恶性。甲状腺结节生长快,质地坚硬,肿块侵犯周围组织,固定于气管,喉返神经受累出现声音嘶哑,颈交感神经节受侵犯产生Horner综合征(假性上睑下垂即上睑只有部分下垂,因为交感神经只支配提上睑肌的一部分;眼球内陷,可能是眼眶上的平滑肌麻痹所致;患侧的瞳孔缩小;同时患侧面部汗闭)。髓样癌可有家族史,伴腹泻、类癌征、阵发性高血压。肿块较大,外形不规则,活动度差,囊性,穿刺抽出棕黄色液体,肿块中有散在不整形小钙化灶,均可疑为恶性肿瘤。

(三)^{131}I甲状腺扫描

通过^{131}I甲状腺扫描不但了解形态学改变,也可了解功能变化,直径<1cm结节很难发现,但用γ照相可发现直径<5mm结节。甲状腺癌绝大多数不具有功能,在扫描时因无核素存在表现为冷结节,多数腺瘤、囊肿、甲状腺炎也表现为冷结节,冷结节恶性机会在25%。核素硒^{75}-硒蛋氨酸易被蛋白质合成代谢旺盛的癌细胞所摄取,扫描表现为热结节,恶性机会在50%以上。甲状腺扫描还有助于发现转移灶。除少数分化型转移灶因有吸碘功能被发现外,大多数转移灶无吸碘功能,只有将有功能的甲状腺组织全部切除后才能使碘集聚在转移灶内。

(四)X线检查

颈部X线片除了观察气管移位、受压外,主要看有无钙化灶。细小砂粒状钙化常提示有恶性肿瘤可能性,蛋壳样、大块致密钙化灶为良性肿瘤表现。

（五）选择性甲状腺动脉造影

直接穿刺锁骨下动脉或颈外动脉插管注入造影剂可看到肿瘤部位血管走行影像变化。由于操作技术复杂，对患者有一定损害，对鉴别良、恶性肿瘤意义不大，很少应用。

（六）CT、MR 检查

可显示肿瘤部位、质地、囊实性、与气管关系、侵犯范围等，由于甲状腺位置表浅，在很多情况下触诊即有相当准确性，加之 CT、MR 检查费用昂贵，很少用于甲状腺癌的诊断。

（七）B 超检查

对患者无损害，操作方便，费用低廉，已广泛应用于甲状腺肿块检查，可准确鉴别肿块囊性、实性、混合性表现。囊性肿块直径＜4cm 很少为恶性，实性肿块25％～34％可能为恶性，混合性肿块恶性机会为12％～25％。

总之，^{131}I 甲状腺扫描、B 超、CT、MR 检查的诊断价值不相上下，都属于定位诊断，不具有定性意义。针吸细胞学检查对准确定性具有重要意义。任何辅助检查只能提供参考，结合病史、临床表现综合分析才是明确诊断的基础。若高度怀疑恶性肿瘤，应在手术中冰冻切片确定诊断，并选择适宜的手术方式。

（八）误诊原因

对发病情况认识不足，误认为本病与其他肿瘤一样也多发生于年龄较大者。本病实际多见于青年、成年人，尤其是女性。询问病史欠详细，常疏忽了肿瘤长期缓慢生长、近期发展较快的情况；临床局部检查不仔细；手术中观察未能分辨出良、恶性肿瘤等是误诊的原因。

（九）分型

1.分化型　分化型癌包括乳头状癌、滤泡癌、混合癌，均来源于甲状腺滤泡外皮，发展缓慢，恶性度低，预后良好。

（1）乳头状癌（PTC）：为分化型癌常见类型，占全部甲状腺癌的 60％～70％。根据肿瘤大小分为：①隐匿型：肿瘤直径≤1cm，病变局限，质坚硬，显著浸润伴有纤维化，形态似星状瘢痕又称隐匿硬化癌，常在良性肿瘤手术中偶尔发现。单发居多，少数多发。同侧多发隐性癌，或是一叶为大肿瘤，另叶为隐性小癌。②腺内型：原发灶大于隐匿型，病变在手术时可触及，但局限于包膜内。③腺外型：肿瘤已侵及包膜并可能侵犯周围组织器官。单发居多，少数多发。患侧叶肿瘤全叶切除后，多年后对侧叶复发癌占 2％～9％。肿瘤最大直径可大于 10cm，质硬或囊性感，切面粗糙、颗粒状，灰白色，周围浸润，几无包膜，半数以上可见砂粒样钙化。20～40

岁多见，儿童、青年常见，发病率女性多于男性，儿童70%、成人50%以上属此类型。腺内扩散而成多发灶达20%～80%。发生颈淋巴转移率50%～70%，血行转移少见，肺与其他远处转移少于5%，有时颈淋巴转移可为首发症状。偶尔可转化为未分化癌，预后极差。PTC晚期具有较强的局部浸润，可累及腺外软组织、喉、气管、食管、颈部大血管结构，产生严重后果。

(2)滤泡癌：占全部甲状腺癌的15%～20%，占分化型癌第二位。40～60岁多见。常单发，外观有包膜，早期与腺瘤难以鉴别。肿瘤大小不一，呈圆形或椭圆形，实性坚韧，切面灰白色或肉样，可有出血、坏死、纤维化。根据包膜、血管侵犯程度分低度、高度恶性，发生淋巴转移较少，多为血行播散，远处转移率4.5%，肺、骨转移最为常见。颈淋巴有转移时，往往已有血行播散，多灶性发生率较低。生存期、手术后复发率、死亡率等指标均不及乳头状癌。

分化型癌一般生长缓慢，病程较长，多数无自觉症状，甲状腺部位肿块为最常见症状。常为单发，少数为两侧叶多发，质硬，边界不清，活动差。肿瘤侵犯周围组织产生压迫症状，有呼吸、吞咽困难及声音嘶哑等。

2.髓样癌　髓样癌常合并内分泌功能紊乱症状，根据不同症状分为：①MEN-Ⅱa型：多见于有家族史患者。年龄6～71岁，平均27岁。一般在40～50岁时才出现可触及的甲状腺肿块。生长速度不一，多数较缓慢。较多合并嗜铬细胞瘤、甲状旁腺增生、腺瘤。应用五肽胃泌素、血清降钙素检测，在C细胞增生阶段就可能早期检出肿瘤存在。肾上腺嗜铬细胞瘤占70%～80%，甲状旁腺肿瘤引起功能亢进占18%～52%。②MEN-Ⅱb型：在家族性、散发性患者中均可见。平均年龄19.6岁。较多合并嗜铬细胞瘤、多发性黏膜神经瘤(好发唇、舌、口咽、眼睑结膜等处)、胃肠道多发性神经瘤等。患者到20岁时，90%将出现嗜铬细胞瘤。甚少并发甲状旁腺增生、腺瘤。有些患者呈Marfanoid体型，即身体瘦长，皮下脂肪较少，肌肉发育较差，有时合并骨骼异常。病变一般发展较快，常在1岁以前出现症状。患者注射组胺后皮肤出现风团，而周围无潮红，可能与患者的组胺酶活性增高有关，组胺试验是有价值的诊断方法。③不合并MEN的家族型：平均年龄45岁，可触及甲状腺结节，病变一般发展较慢。④散发型：平均年龄44岁。可触及甲状腺结节。生长速度仅次于Ⅱb型。手术时病变多数已浸出甲状腺，无内分泌功能紊乱症状。

大多数为散发型，10%～20%为家族性。散发型女性较多见，多为单发；家族型多数患者年幼，已被证实为正染色体显性遗传，男女患病无差别，病变常为多发，累及两侧，局部表现与分化型甲状腺癌相似，肿瘤大小不一，多数活动性较差，可累及喉返神经而出现声音嘶哑，58%～70%合并颈淋巴结转移，双侧者为10%。晚期可发生纵隔、肺、肝、骨等处转移。20%～30%合并腹泻，出现面部潮红、心率增快等类癌综合征，腹泻每日可达10余次，为水样便，但肠吸收功能无明显障碍，维生素 B_{12}、糖吸收不受影响。腹泻与肿瘤存在有明显关系，肿瘤切除后腹泻可消失。肿瘤复发、转移后腹泻又复出现，主要由于肠蠕动亢进所致，可能因肿瘤组织分泌前列腺素影响血管收缩的肠肽、5-羟色胺所引起。也有患者可引起库欣综合征，有色素沉着、低血钾、碱中毒，很少出现面部、躯体特征。肿瘤组织能产生降钙素，但甚少出现低血钙，可能是由于甲状旁腺代偿所致。降钙素为C细胞分泌的多肽激素，降钙素测定对C细胞增生、髓样癌均高度敏感。一般采用激发测定法，先给患者静注钙盐、胃泌素，注射后C细胞增生，髓样癌组织释放大量降钙素，用放射免疫法测定血浆含量即可确诊，也可用于手术后动态观察。出现复发、转移时血中降钙素含量较高，肿瘤转移时亦升高，手术后随访检测有助于发现隐性癌。针吸细胞学检查发现大量梭形细胞、淀粉样物质，降钙素免疫染色更有诊断价值。

3.未分化癌　占甲状腺癌总数的10%～15%，男性多于女性，老龄患者较多，平均年龄50.9岁。恶性程度甚高，生长迅速，早期侵犯周围组织，肿瘤无包膜，切面呈肉色、苍白、出血、坏死。主要表现为颈前区质硬、固定、境界不清的肿块，在短期内急骤增大，发展快，形成双侧弥漫性甲状腺巨大肿块，广泛侵犯邻近组织，往往伴有呼吸困难、吞咽困难、声音嘶哑、局部疼痛，早期出现颈淋巴结转移、血行转移。用针吸细胞学检查在不同部位多次穿刺可作出诊断。因为癌灶坏死、出血、水肿，会造成假阴性结果。

4.鳞状细胞癌　发病年龄较大，肿瘤生长较快，常在肿瘤很小时就侵犯邻近周围重要器官，发生声音嘶哑、吞咽困难等。临床表现主要为继发症状。原发肿瘤固定、坚硬、边缘不清、压痛，无血管杂音，肿瘤多位于腺体一叶，左右叶发病机会无差别，可有颈淋巴结转移。喉镜、气管镜、食管镜检查可了解肿瘤侵犯情况，对估计患者预后有帮助。^{131}I 甲状腺扫描提示无功能结节与未分化癌无区别。针吸细胞学检查为明确诊断的较好方法。少数患者出现高血钙、白细胞升高，与肿瘤细胞的溶骨作用、肿瘤因子作用有关，但应排除其他部位转移癌的可能性。

四、治疗

（一）分化型

分化型癌病理类型不同，具有不同生物学行为，患者性别、年龄、病期早晚又不尽相同，因此分化型癌的手术治疗并无固定术式。多数学者主张根据临床分期、病理类型确定手术方式。

1.早、中期癌手术治疗

(1)乳头状癌

①术式:单纯摘除术复发率高达29%～72%,已公认为不合理,应予抛弃。双侧病灶可作全甲状腺切除或近全切除,也可作患侧叶全切除和对侧叶部分切除,以保留甲状旁腺。肿瘤位于峡部较少见,可将峡部连同两侧叶腺体次全切除。病灶位于一侧腺体行患侧腺叶全切除加峡部切除。主张全甲状腺切除的人认为,单行患侧叶切除,保留甲状腺组织内残余癌至少为61%,全甲状腺切除可将原发灶、多中心癌灶切除,减少局部复发。全甲状腺切除后有利于^{131}I检测,并可治疗复发、转移癌,还可避免分化型向未分化型癌转变。Ward主张男性＞40岁、腺外侵犯癌、病灶＞5cm可选择甲状腺全切除。多数学者持折中态度,主张患侧叶全切除、峡部切除,同时健侧腺叶次全切除。其理由认为,虽然常有多发灶,病灶处于隐性状态,对侧腺叶发生癌灶不超过2%～6%。即使有复发,亦不难发现,可再次行甲状腺全切除,并不影响预后。腺叶全切除与甲状腺全切除生存率无明显差别。乳头状癌对TSH有依赖性,手术后常规服用甲状腺片控制,缩小残余癌灶。甲状腺全切除后甲状旁腺功能低下发生率较高,可达26.7%～40%,持续性甲状旁腺功能低下的癌肿,较生长缓慢的残余癌更难处理。甲状腺全切除还增加了喉返神经损伤的机会。

②关于颈淋巴转移的处理意见:早些年代,对乳头状癌常规行颈清除术。临床上疑有淋巴转移者,手术后证实阳性率96%;临床上无淋巴转移者,阳性率61.2%。因此,部分人主张行预防性颈淋巴清除术,减少复发性颈淋巴转移癌的发生以避免再次手术。欧美国家多数学者主张手术前未触及、未证实有颈淋巴转移者不行预防性颈清除,当临床上出现淋巴转移时再行治疗性颈清除也不影响预后,清除未受肿瘤侵犯的淋巴结即丧失了免疫功能的第一防线。目前国内多数学者认为不行预防性颈清除。

③颈清除的范围:颈淋巴结转移癌摘除和传统性颈清除复发率高,颈部外形功能受影响,现在已无人采用。目前,国内外多数学者行改良式颈清除。其理由为:切断副神经与切断喉返神经一样痛苦;除非很晚期,颈部转移淋巴结多数较活动,并不侵犯胸锁乳突肌;很晚期癌栓方侵入颈内静脉;改良式颈清除范围、清除腺体体积几乎与经典式颈清除一样。在保留胸锁乳突肌、颈内静脉、副神经的同时,可完全达到颈内静脉区、中央区、前上纵隔、颈后三角区淋巴结清除的目的。改良式颈清除的远期生存率与经典式颈清除无明显差异,改良式颈清除术后无毁容的痛

苦。但是,Ⅲ期、肿瘤侵犯周围组织、侵及颈内静脉、颈部转移淋巴结固定且融合者,应行经典式颈清除。

(2)滤泡癌。恶性程度较乳头状癌高,因局部复发、远处转移而致死亡者较多。尤其是发生在男性>40、女性>50岁者更高,宜行患侧腺叶全切除、对侧腺叶近全切除,血管受侵犯者需行甲状腺全切除。其优点为:手术后有利于用^{131}I对远处转移灶的诊断、治疗以提高生存率;手术后血清甲状腺球蛋白水平可作为监测早期复发的灵敏指标;手术中闪烁照相有利于测定淋巴转移,增加完全切除肿瘤的可能性。由于仅有10%患者有淋巴转移,故不必常规行颈清除术。据文献报道,血管侵犯、儿童患者易发生淋巴转移,应行包括上纵隔在内的改良式颈清除。嗜酸细胞癌(许特莱细胞癌)发病年龄高峰在60岁,可发生颈淋巴转移,因有抗放射性而使放疗无效,手术治疗是治愈的唯一方法。多数行全甲状腺切除,无论有、无颈淋巴结转移均提倡行改良式颈清除术。分化型癌的手术治疗要彻底切除肿瘤,以减少复发、死亡,同时又应保存功能,提高患者的生存质量。Ⅰ、Ⅱ期无颈淋巴转移行患侧叶全切除、峡部切除,勿行预防性颈清除。Ⅲ、Ⅳ期行患侧叶全切除、对侧叶次全切除、改良式颈清除。Ⅳ期尽量切除远处孤立转移灶。

改良式颈清除手术方式:游离胸锁乳突肌不切断,切除颈前肌群,保留颈内静脉,清除周围淋巴结,清除颈内静脉、面总静脉交叉处淋巴结,清除气管旁、颈后三角淋巴结,保护喉返神经、迷走神经、副神经,胸锁乳突肌内缘缝于气管旁。将切除标本分为:①患侧腺叶包括肿瘤的甲状腺组织、气管旁淋巴结;②颈内静脉周围淋巴结;③颈后三角区淋巴结。

2.晚期癌　手术治疗分化型癌局部浸润性进展比远处转移更具有危险性,在浸润气管、喉头、食管、大血管等结构中,其中浸润气管使其狭窄是主要致死原因,手术切除肿瘤呼吸道重建可能会达到治愈目的。行气管环切除后端—端气管吻合、喉头—气管吻合等气管成形术,应尽量保留喉返神经。死亡原因多为远处转移。对转移灶的治疗采用以外科手术为主的综合治疗,是改进预后、生活质量的最好方法。

3.手术后随访　分化型癌的复发率为4.7%～29%,与患者年龄,肿瘤大小、范围、病理类型,手术方式有关。乳头状癌、滤泡癌复发率分别为10.4%、16.3%。高、低危险组复发率分别为55%、5%。颈部淋巴结为最常见复发部位。早期发现、治疗复发病灶是获得良好预后的关键。全身^{131}I扫描是发现复发病灶常用的方法。近年来,常用甲状腺球蛋白(TG)测定作为监测有无手术后复发的指标。最好将以上两种方法结合以提高随访质量。若发现复发病灶,积极再次手术治疗仍可获得较好的疗效。若初次手术仅为肿瘤局部切除，应重新探查甲状腺区域；若初次手术为全甲状腺切除，甲状腺区域重复探查少有阳性发现。若初次手术未行颈清除者，手术后发现颈淋巴结转移应行颈清除。因首次手术时已破坏了颈部解剖间隔的完整性，故对复发癌行改良式颈清除要注意胸锁乳突肌、颈阔肌、颈内静脉有无癌肿浸润的可能，若有则可行经典式颈清除术。若复发癌已侵犯气管或其他颈部重要组织应作姑息性切除，气管插管，术后行放、化疗等综合治疗。

4.预后估计　国内、外资料提示年龄超过 40 岁预后较差，有报道以 45 岁为标志，也有人认为＞50 岁更有临床意义。推测年龄因素有两个因素起作用，即高龄患者机体免疫应答水平弱，高龄患者性激素水平低。女性较男性预后好，提示雌激素具有对抗致癌因子作用。肿瘤＜5cm 无死亡，＞5cm 的 5 年、10 年生存率分别为88.8％、70.8％。病灶浸出甲状腺包膜预后差。肿瘤侵犯血管、腺外组织亦将影响预后，尤其是滤泡癌。

有无局部淋巴结转移对预后起重要作用，但也有不少学者认为颈淋巴结转移并不影响预后，因为有无淋巴结转移死亡率并无差异。有远处转移预后极差，而青少年颈淋巴结转移率较高、数目较多，预后却很好。颈中央区淋巴结转移较颈内静脉区域淋巴结转移有更重要临床意义，颈内静脉区域淋巴结转移很少影响存活期。

Lahey 医疗中心基于年龄、肿瘤大小、范围、远处转移将患者分为高、低危险组。低危险组：年轻患者无远处转移，男性＜41 岁，女性＜51 岁，老年患者无远处转移，腺内型乳头状癌，轻微包膜侵犯滤泡癌，原发病灶＜5cm。高危险组：有远处转移，老年患者，腺外型乳头状癌，较大范围包膜侵犯滤泡癌，原发病灶＞5cm。高、低危险组患者复发率、死亡率分别为 55％、5％、46％、1.8％。May 医疗中心以患者年龄、组织学分级、肿瘤大小、范围建立了适合乳头状癌预后评分标准。

预后分数(PS)＝［0.05×年龄(≥40 岁)或＋0(＜40 岁)］＋［1(2 级)或＋3(3～4 级)］＋［1(腺外型)或＋3(远处转移)］＋0.2×病灶最大直径(cm)。

以 PS≤3.99 和≥4.00 为界线将乳头状癌划分为低、高危险组，死亡率分别为1％～2％、35％～65％。测定 DNA 含量是判断预后的重要指标，近年来已广泛应用于各种恶性肿瘤。DNA 非整倍体细胞＜50％患者 10 年均存活，而＞70％却全部死亡。流式细胞仪可快速、精确、可靠的进行 DNA 定量研究。

5.外放射治疗　外放射治疗一般对甲状腺癌不敏感，放射剂量高达 5 千微居里方能奏效，高剂量外照射对甲状腺可引致毁灭性损伤，同时又有致癌性。据文献报道，甲状腺切除、外放射治疗均可引致血清 TSH 值升高，TSH 能刺激肿瘤增加生长速度，加剧肿瘤所引起的症状。高 TSH 血症对肿瘤持续刺激会使分化型癌生物特性发生改变，转变成为高恶性程度的未分化癌。哈献文认为，分化型癌不论原发灶、转移灶手术后放疗意义不大，反而会导致第 2 次手术困难。总之，分化型癌手术后，除非浸润性较强，姑息性切除外，不宜采用外放射治疗。^{131}I 内放射治疗同样也会使分化型癌发生向未分化癌转化，还会引起白血病，少数患者引起致死性肺纤维化。

6.化疗　化疗对分化型癌的价值是很有限的，仅有偶然疗效，可能化疗后反而降低了机体免疫力，目前的化疗药物用于分化型癌手术后辅助治疗是无益的。

（二）髓样癌

髓样癌彻底手术治疗是行之有效的方法，不少患者可以治愈。

(1)因考虑到多源性原发病灶，尤其家族性患者，颈淋巴结转移率较高，多数学者强调应行全甲状腺切除加颈清除。李树玲教授认为单侧肿瘤仍以施行患侧腺叶切除加改良式颈清除为宜。因为病变大多数位于甲状腺中上 1/3，对侧甲状腺切除宜保留下极的大部切除术，可以保留下甲状旁腺。必须将切除标本仔细解剖，因为肿瘤可甚小，甚至仅为 C 细胞增生，用免疫组化法才能从细胞中查到降钙素以证实诊断。

对于 MEN-Ⅱa、Ⅱb 型患者，手术前必须注意有无并发嗜铬细胞瘤。若手术前证实此病存在应首先予以切除，然后再行甲状腺手术，以免在全身麻醉时发生肾上腺危象。同样，对散发性嗜铬细胞瘤患者也应常规排除并发甲状腺髓样癌的可能性，特别对双侧肾上腺受累、有家族史患者更要重视。此外，要注意检查血钙、血磷、甲状旁腺素以排除甲旁亢。家族性患者即使手术前无甲旁亢表现，在甲状腺手术时也应常规探查甲状旁腺，若发现肿大要一并切除。若 4 个甲状旁腺均增大时，行 3 个全切除，最后 1 个 1/2 切除。手术后 1 个月内复查降钙素以观察有无残留癌存在，若手术后降钙素已恢复正常可每年检测 1 次。预后较分化型癌差。手术后癌复发、远处转移多见，10 年无瘤生存率 50%。发现颈淋巴转移采取经典式还是改良式颈清除，应视病灶、淋巴结浸润、转移程度而定。无论散发型还是家族性患者都要每年测定血清降钙素、癌胚抗原，行胸片、CT、MR 检查，要严密随访。

(2)对放疗、化疗均不敏感，但对难以彻底切除的病变，放化疗可收到姑息性疗效。

（三）未分化癌

目前缺乏满意治疗方法，大多数患者来医院就诊时已属晚期，难以彻底切除，仅有少数病例可以将肿瘤全部切除，但也只能获得短期疗效。未分化癌甚难控制，在气管切开保证呼吸道通畅情况下，行放射治疗及化疗可收到姑息性疗效。

（四）鳞状细胞癌

很少能获得根治性切除，主要原因是SCCT呈浸润性生长，侵犯气管、颈部神经、血管、其他重要器官，手术不可能达到根治目的。SCCT恶性程度高，病灶侵犯广泛，手术切除困难，并可促进肿瘤扩散。若能早期发现，根治性切除是最好选择，姑息性切除病灶也可缓解气管压迫症状，延长生存时间。对化疗不敏感。鳞状细胞癌不能彻底手术切除时，手术后化疗辅加放疗可能有助于延长生存时间。

经实验、临床证明甲状腺激素缺乏是发生甲状腺肿瘤常见原因。甲状腺激素缺乏，TSH分泌增加，甲状腺在TSH刺激下先是弥漫性肿大，而后形成结节、肿瘤、甲状腺癌。分化型癌手术后应用甲状腺激素治疗可取得延长生存时间、预防肿瘤复发效果。几乎所有分化型癌都是依赖TSH的。因此，分化型癌行甲状腺切除后应尽可能完全抑制机体内源性TSH分泌，对预防复发具有重要意义。任何原因所造成的甲状腺功能低下都会使体内的TSH分泌量增高，促使甲状腺癌复发、转移灶增长。分化型癌在高TSH血症影响下有转变成未分化癌的倾向，应当给予充分抑制剂量甲状腺激素治疗，以纠正甲状腺功能低下状态的持续存在。甲状腺片120～180mg/d，左甲状腺素片（优甲乐）50μg每日3次可起到满意疗效。优甲乐为化学合成的，可通过人体内的转换机制达到T_3、T_4的生理平衡，血液浓度易控制，疗效稳定，疗效持续时间长，几乎无不良反应。甲状腺片为动物甲状腺组织提取的，有效成分含量不稳定，易引起T_3波动，血液浓度不易控制，疗效不稳定，疗效持续时间短，T_3波动大，不易控制，因而易产生一些甲亢症状，易引起潜在心脏病发作。优甲乐优于甲状腺片。所谓充分抑制剂量，因个体差异而不同，应先从小剂量开始，逐渐增加药量到出现轻度甲亢症状时，再减少药量至患者能耐受的最大剂量长期服用，应该是终身服用。笔者曾用甲状腺片240mg/d治疗一例老年乳头状癌并肺转移患者生存达5年之久，肺转移灶稳定，生活能自理。另外一例青年患者乳头状癌3次手术后颈淋巴广泛浸润性转移灶，并有喉部侵犯，已不能再次手术，服用甲状腺片1200mg/d，1个月后颈部转移灶完全消失，并能正常工作。服用甲状腺激素治疗的适当剂量是脉率在90次/分以下，FT_3、FT_4在正常范围的高值，TSH在正常范围的低值，ATG、ATM在正常范围。我们认为，分化型癌手术后服用患者能耐受的充分抑制剂量的甲状腺激素治疗，对提高其远期疗效具有重要意义。内分泌治疗对髓样癌、未分化癌、鳞状细胞癌疗效不显著。

参 考 文 献

[1]韩秋生,曹志伟,徐国成.耳鼻咽喉科手术要点图解[M].北京:中国医药科技出版社,2013.

[2]查洋,田旭.耳鼻咽喉头颈外科学速记[M].北京:中国医药科技出版社,2010.

[3]崔永华,刘争.耳鼻咽喉-头颈外科疾病诊疗指南[M].北京:科学出版社,2013.

[4]孔维佳,韩德民.耳鼻咽喉头颈外科学[M].北京:人民卫生出版社,2014.

[5]华清泉,许昱.耳鼻咽喉-头颈外科急诊诊断与处理[M].北京:人民军医出版社,2014.

[6]韩德民.耳鼻咽喉头颈外科新进展[M].北京:人民卫生出版社,2010.

[7]宁博.现代耳鼻咽喉头颈外科学[M].广州:世界图书出版社,2013.

[8]田勇泉.耳鼻咽喉头颈外科学[M].北京:人民卫生出版社,2013.

[9]王启华.实用耳鼻咽喉头颈外科解剖学[M].北京:人民卫生出版社,2010.

[10]张庆泉.耳鼻咽喉头颈外科影像导航技术[M].北京:人民卫生出版社,2013.

[11]张庆丰.耳鼻咽喉等离子手术学[M].北京:人民卫生出版社,2014.

[12]纪宏志.实用耳鼻咽喉疾病诊疗学[M].北京:世界图书出版社,2013.

[13]刘娅,杨军,张杰,等.临床实践指南:分泌性中耳炎(更新版)[J].听力学及言语疾病杂志,2016,24(5):499-519.

[14]廖文云.气管插管治疗成人急性会厌炎伴喉阻塞的临床探讨[J].中国医学工程,2014,22(7):21.

[15]王赛,郭星,李笑天,等.合并长期喉阻塞喉气管内异位甲状腺1例报道[J].中国医科大学学报,2012,41(3):284-285.